# 1x täglich 5 Minuten nichts

Eine kleine Insel im stressigen Alltag: Einmal pro Tag 5 Minuten nichts tun.

Sich für 5 Minuten hinsetzen (Timer stellen) und einfach nur sein. Nichts lesen, nichts tun, nichts sagen. Nur atmen und sein. Mehr nicht.

Zugegeben, das kann ziemlich schwer sein, aber wer es schafft, sich das einzurichten, kann in diesen 5 Minuten auftanken.



RELAX

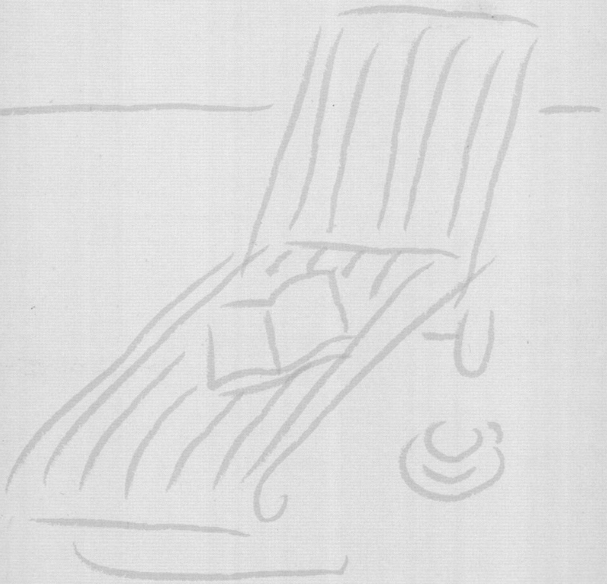

RELAX

Tania Konnerth

# Happy Hour für die Seele

99 Wohlfühltipps

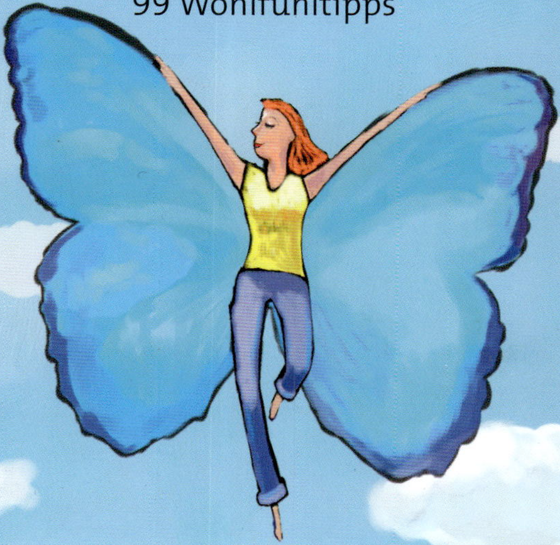

HERDER

# Stille Stunden

Allein oder auch zu zweit – einfach mal still sein. Nicht reden, keine Hintergrundmusik, nichts, was ablenkt.

Zu zweit für ein Weilchen auf dem Sofa sitzen und nichts als zusammensein.

Ein Spaziergang in Stille – nur horchen, welche Geräusche die Natur macht.

Gemeinsam oder auch allein ein Bild malen ohne zu sprechen, nur die Farben sich ausdrücken lassen.

Musikhören einmal ganz bewusst: Entspannungsmusik oder ein klassisches Stück ganz leise schalten und versuchen, trotzdem jeden Ton zu hören.

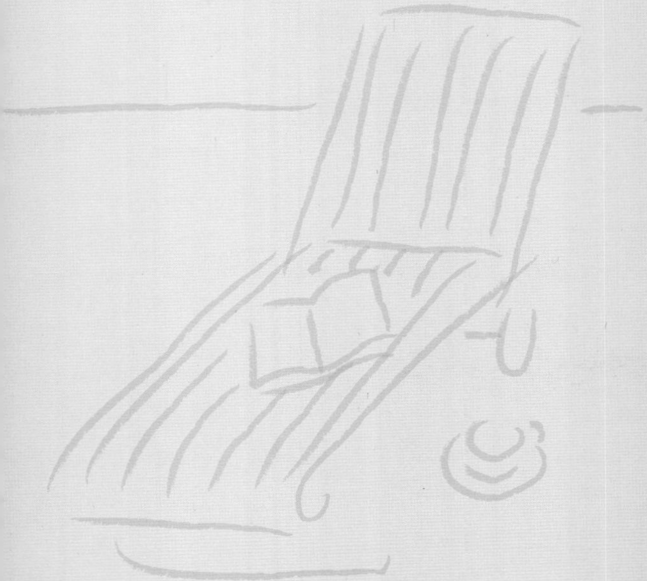

RELAX

# Gehen, sonst nichts

Ideal, um einmal wieder ganz zu sich selbst zu finden:

Sich einen ruhigen Ort suchen, einen Wald- oder Feldweg, einen Park, in dem nicht allzu viel los ist. Stehen bleiben und einige Male tief durchatmen. Dann ganz bewusst losgehen.

Für drei Schritte einatmen und für drei Schritte ausatmen. Dann vier Schritte lang ein- und vier Schritte lang ausatmen und dann für fünf und dann wieder auf vier und drei Schritte zurückgehen.

Gehen und Atmen werden zu einer Einheit und man selbst tut nichts anderes als zu gehen und zu atmen. Für diesen Moment ist es alles, was zählt.

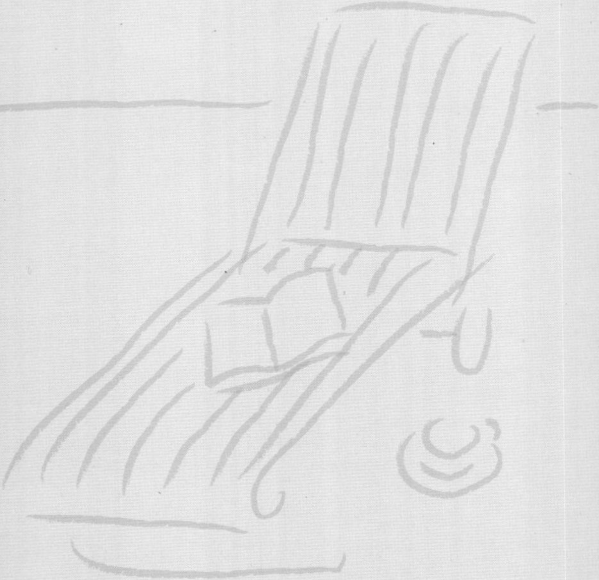

RELAX

# Zum Blatt werden

Entspannung durch Yoga: Sich auf eine Matte oder einen weichen Teppich knien und den Kopf mit der Stirn vor den Knien auf dem Boden ablegen. Der Po ruht möglichst auf den Fersen, so dass die Wirbelsäule sich rundet und der Körper ganz eingerollt ist. Zwischen den Oberschenkeln lässt sich etwas Platz für den Bauch schaffen. Die Hände liegen, die Handrücken nach unten, neben dem Körper.

In dieser Haltung einige Moment verharren, ruhig und gleichmäßig weiteratmen und die geborgene Entspannung genießen.

RELAX

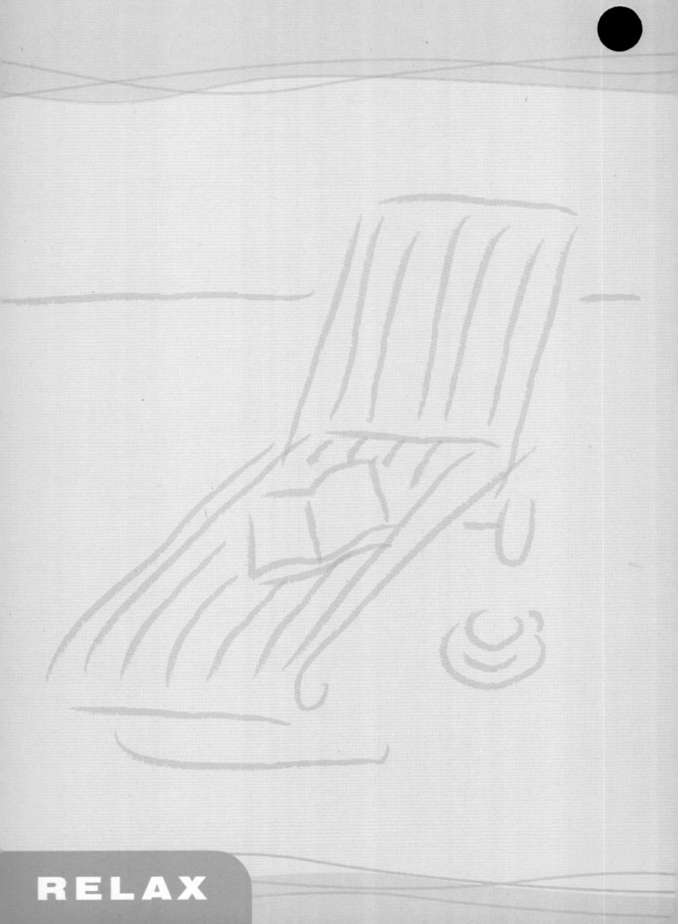

RELAX

# Kerzenmeditation

Ein Klassiker, um zu einer tiefen, inneren Ruhe zu finden:

Sich einen ruhigen Ort suchen, wo man für eine Weile ungestört sein kann. Eine Kerze anzünden und sich davor setzen. Dann in die Flamme schauen und ruhig ein- und ausatmen. Alle Gedanken, die kommen, einfach weiterziehen lassen. Sich ganz einlassen auf das Spiel der Flamme, auf seine Farben und sein Licht.

Nichts sonst.

RELAX

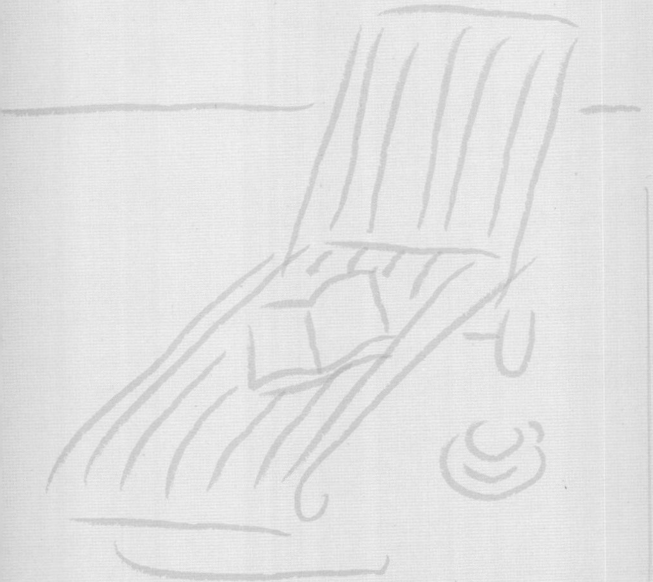

RELAX

# Abwarten und Tee trinken

Eine Oase im Alltag: die Teestunde. Sich mit Muße eine wohlschmeckende Tasse Tee zubereiten und sich von nichts und niemanden beim Trinken stören lassen.

In einem guten Teegeschäft dafür nach besonders leckeren Sorten suchen. An verschiedenen Kisten schnuppern und sich für zwei oder drei Sorten entscheiden. Erst nur kleine Mengen kaufen, bis man genau die gefunden hat, die man wieder und wieder und immer wieder trinken möchte.

Für die Teestunde am besten einen festen Platz und auch eine feste Zeit einplanen, so kann man sich schon den ganzen Tag auf das Ritual freuen.

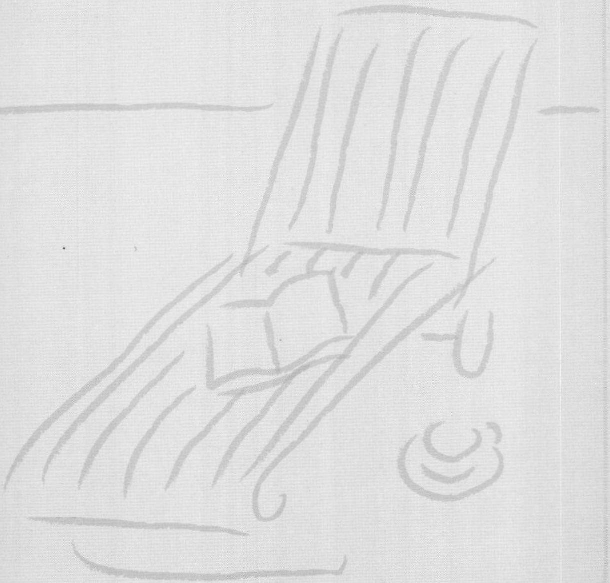

RELAX

# Den Blick schweifen lassen

Sich einen Ort suchen, der etwas erhöht ist, so dass man möglichst weit schauen kann. In der Natur könnte das ein Hügel sein oder sogar ein Berg, vielleicht auch ein Hochstand oder einfach eine Stelle, an der man über die Felder schauen kann. In der Stadt vielleicht ein hohes Haus.

Sich hinstellen oder hinsetzen und ganz bewusst den Blick öffnen. Den Blick und auch das Herz. Tief durchatmen und den Raum, die Ferne, die Freiheit spüren. Innerlich gleichsam die Flügel spreizen und die Seele fliegen lassen, so weit sie fliegen mag.

RELAX

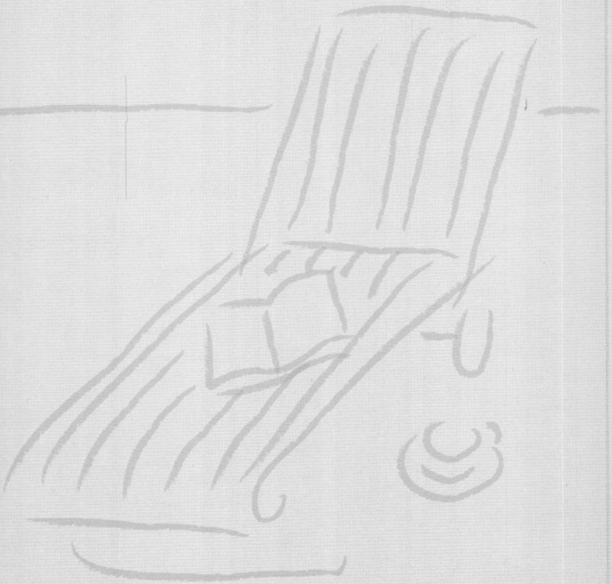

RELAX

# Schnellentspannung für Verspannte

Gerade wenn man unter Stress steht, fällt es nicht leicht, die Muße für Entspannungsübungen zu finden. Aber auch dafür gibt es eine Lösung: die progressive Muskelentspannung.

Sich dazu auf einen Stuhl setzen oder auf eine Matte legen und dann für einen Moment lang alle Muskeln im Körper anspannen – Arme, Beine, Po, Bauch. Die Schultern hochziehen, das Gesicht zusammenkneifen, die Zähne zusammenbeißen. Und wenn man denkt, es geht nicht noch fester, noch ein bisschen mehr anspannen und das halten.

Mit einem wohligen Seufzen dann alle Muskeln loslassen, alle Spannung entweichen lassen und genießen, wie sich der Körper über die Entspannung freut.

RELAX

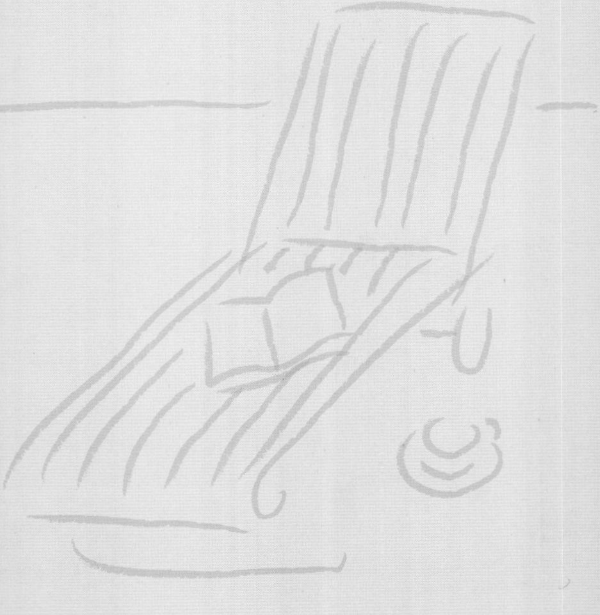

RELAX

# Katze sein

Katzen sind echte Wohlfühlexperten – nur allein ihnen zuzuschauen, schenkt viele Ideen, wie man sich etwas Gutes tun kann.

Warum es also nicht einfach wie eine Katze machen und sich einmal ganz genüsslich räkeln und strecken. Im Sitzen oder im Stehen oder auch im Liegen. Die Arme und Beine strecken und sich wohlig räkeln.

Gähnen ausdrücklich erlaubt! (Gegebenenfalls einfach mit der Zunge mehrmals über den Gaumen streicheln, damit gähnt es sich garantiert.)

RELAX

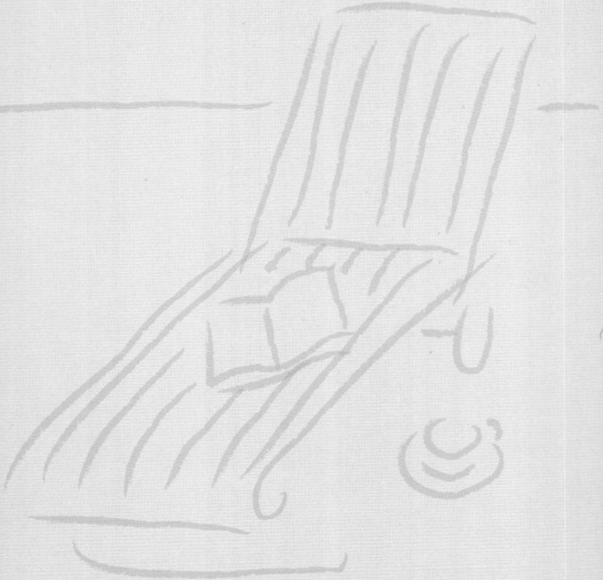

RELAX

# Einfach mal hängen lassen

Manchmal möchte man sich einfach nur hängen lassen. Und warum auch nicht?

Sich aufrecht hinstellen in einer leichten Grätsche. Die Arme bis hoch über den Kopf heben, um sie dann zusammen mit dem Oberkörper wohlig nach unten fallen zulassen. Die Beine und das Becken geben Stand, während Kopf, Oberkörper und Arme frei und locker hin und herpendeln dürfen.

Sich dabei erlauben, auch innerlich ganz loszulassen und sich richtig hängen zu lassen. So oft wiederholen, wie es guttut.

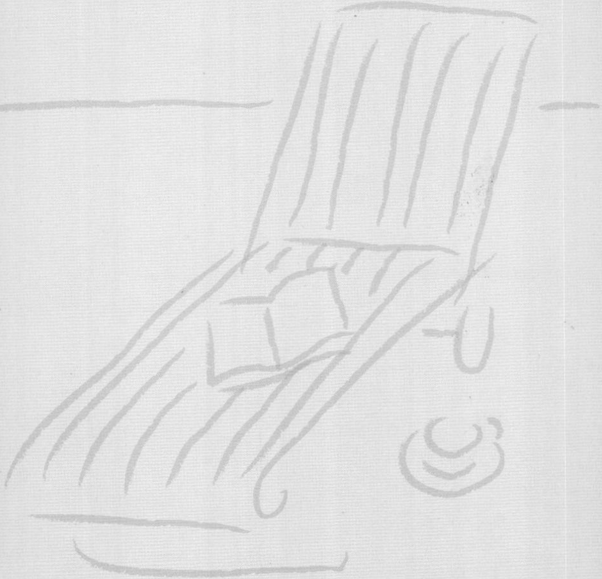

RELAX

# Wasser-Meditation

Wasser hat etwas Beruhigendes und Belebendes zugleich. Sich einen Fluss, einen See oder einen Teich suchen und etwas Zeit reservieren, einfach nur aufs Wasser zu schauen. Die Gedanken dürfen schweifen, die Seele darf zur Ruhe kommen.

Einen Stein ins Wasser werfen und zuschauen, wie er Kreise auf der Oberfläche zieht. Alternativ Regentropfen an der Scheibe zuschauen, wie sie ihre Bahnen ziehen. Oder beobachten, wie sich die Sonne in einer Pfütze bricht oder wie Tautropfen auf Blättern glitzern. Und am Meer die eigene Atmung mit den Wellen abstimmen.

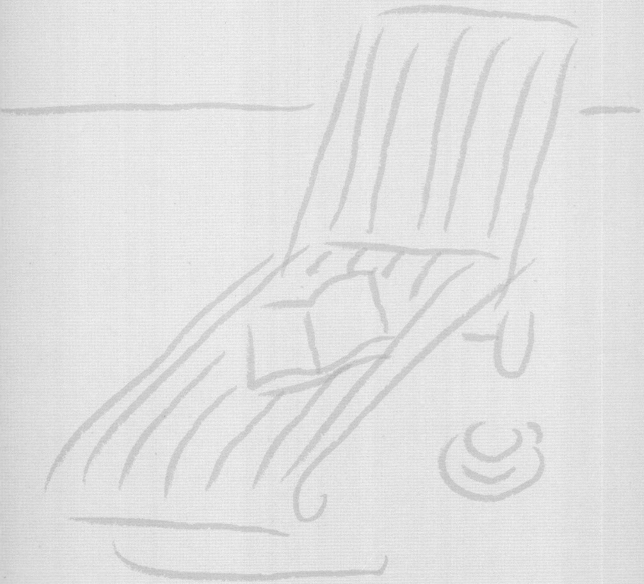

RELAX

# Sonne schöpfen

An einem Tag, an dem die Sonne scheint, sich mit dem Gesicht zur Sonne stellen, an ein Fenster, auf dem Balkon, auf der Terrasse oder im Park. Die Beine leicht gegrätscht und die Knie leicht angewinkelt. Die Arme weit öffnen, ganz weit, als wolle man die Sonne umarmen. Und tatsächlich: ihre Energie mit den Armen einfangen und mit den Händen zu sich schöpfen. Armvoll für Armvoll Sonnenenergie zum eigenen Bauch ziehen und die Arme dann sinken lassen. Beim Schöpfen tief einatmen und dann ganz in Ruhe den Atem herausströmen lassen.

Geht übrigens auch an Regentagen – sich dann einfach die Sonne hinter den Wolken vorstellen. Dort strahlt sie auch an grauen Tagen.

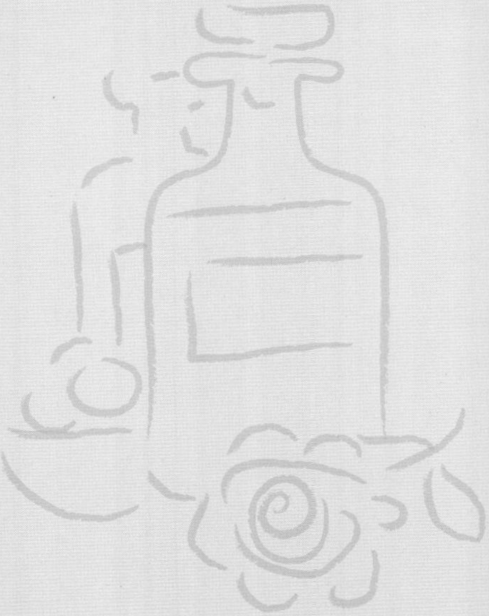

# BODY & SOUL

# Halbmond

Eine Dehnungsübung für die Körperseiten: Sich auf einer Matte auf den Rücken legen. Die Arme ruhen neben dem Körper. Das rechte Bein rechts zur Seite schieben und das linke folgen lassen. Behutsam beide Beine noch etwas mehr zur Seite schieben. Dann die rechte Hand langsam seitlich von der Hüfte weiter am Bein entlang Richtung Knie krabbeln lassen. Oberkörper und Schultern folgen, so dass der Körper einen Halbmond bildet und die linke Körperhälfte gedehnt wird. Zur Verstärkung noch den linken Arm am Boden liegend bis weit über den Kopf führen und mit jedem Einatmen die Dehnung noch ein bisschen verstärken. Bei jedem Ausatmen darf der Körper wieder weich und locker werden. Die Übung behutsam auflösen und auf der anderen Seite wiederholen.

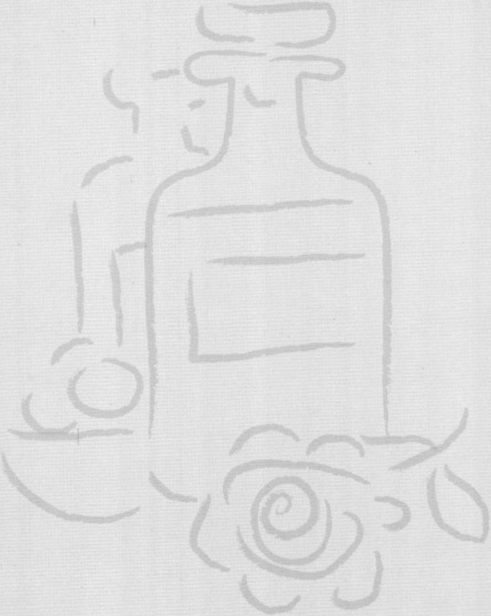

# BODY & SOUL

# Ein wärmender Wohlfühlfreund

Das wussten schon unsere Großmütter: Sie tut einfach gut an kalten Tagen, bei Bauchweh oder Seelenleid: die gute alte Wärmflasche. Das warme Gluckern schenkt Trost und lindert Krämpfe.

Alternativ gibt es Kirschkern- oder Dinkelkissen, die man leicht in der Mikrowelle erwärmen kann. Ihr Vorteil ist, dass sie nicht ganz so heiß werden und so auch gut für Kinder geeignet sind – und das Beste: auslaufen können sie auch nicht.

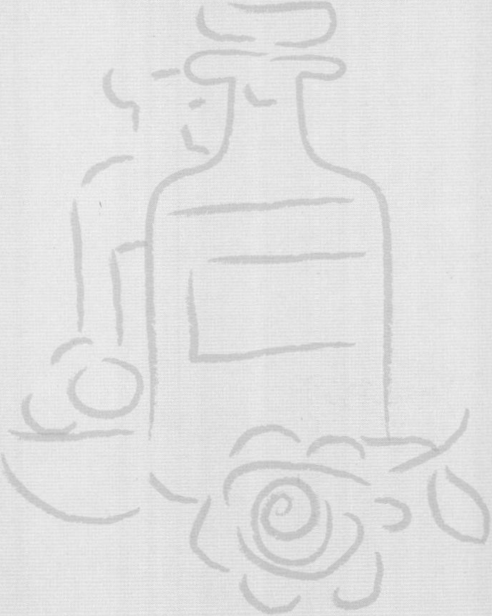

# BODY & SOUL

# Ganzheitliche Atemübung

Idealerweise auf einer grünen Wiese oder auch auf der Terrasse oder am offenen Fenster: Sich leicht gegrätscht mit sanft gebeugten Knien hinstellen. Dann zunächst das Gewicht auf den linken Fuß verlagern und sich beim nächsten tiefen Einatmen vorstellen, wie man die Luft direkt aus dem Boden durch die linke Fußsohle zieht. Die Luft strömt dann das Bein entlang, die gesamte linke Körperhälfte hinauf bis in den Kopf. Beim Ausatmen strömt die Luft durch die rechte Körperhälfte hinab bis sie im rechten Fuß ankommt und dort in den Boden fließt.

Nach einigen Malen die Seiten wechseln und den Energiefluss des Atmens andersherum genießen.

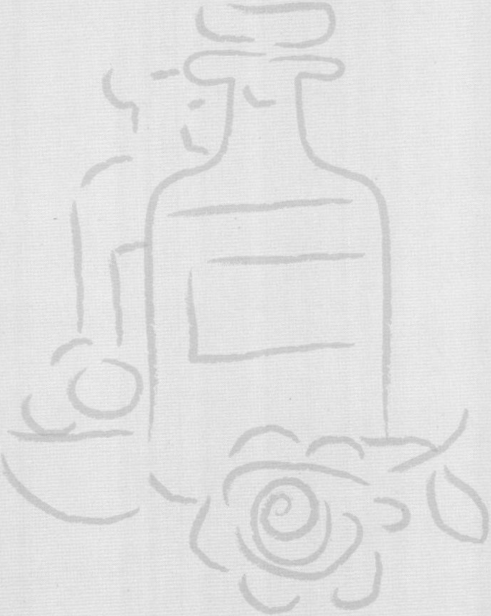

# BODY & SOUL

# In Milch und Honig baden

Zwei Liter Milch und einige Löffel Honig zu einem Vollbad geben – das ist ein ganz natürlicher Hautschmeichler und ein Verwöhngenuss, der nicht viel kostet.

Und im Sommer frische Rosenblätter sammeln und diese ins Badewasser streuen.

Oder eine große Portion Meersalz ins Wasser geben und den Auftrieb spüren – plötzlich wird man leicht, ganz leicht.

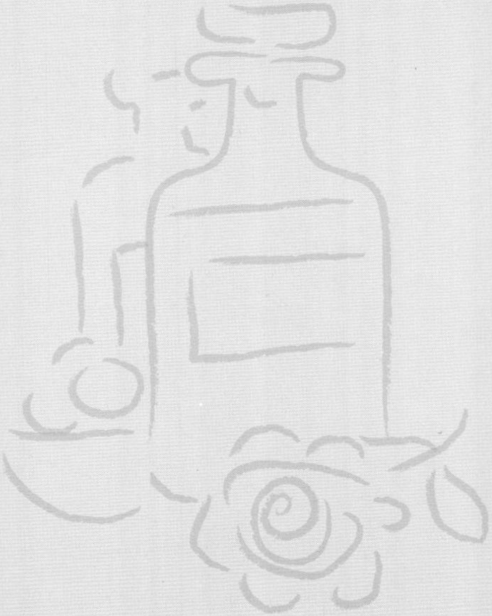

# BODY & SOUL

# Wohlfühl-massagen

Nicht erst warten, bis man so verspannt ist, dass Massagen zur Qual werden, sondern sich das lieber öfter mal zwischendurch gönnen: Wohlig durchgeknetet zu werden oder sanft mit Öl gestreichelt. Vom Partner oder einem Profi.

Wahlweise sich so auch selbst etwas Gutes tun, z.B. durch eine Fußmassage nach einem langen Tag. Sich dafür ein besonders gut duftendes Massageöl besorgen.

Und der untere Rücken lässt sich sehr gut selbst massieren, in dem man die geballten Fäuste nach hinten führt und dort die schmerzenden Stellen bearbeitet.

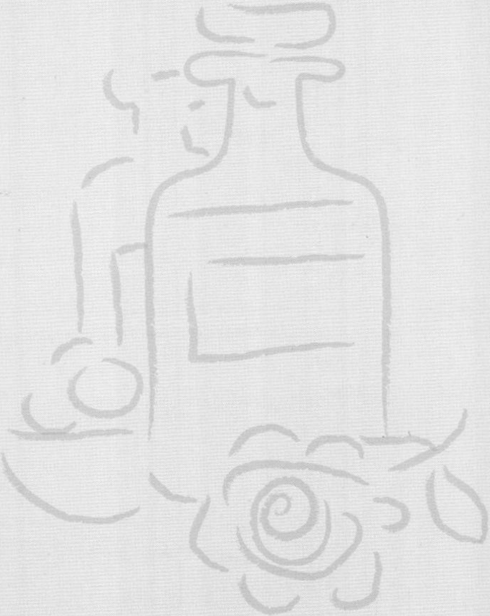

# BODY & SOUL

# Stimulation für die Füße

Nicht nur eine echte Wohltat für ständig in Schuhe eingezwängte Füße, sondern auch ein kleiner Energiestoß: Mal wieder barfuß gehen.

Und das nicht nur auf weichem Rasen, sondern auch auf anderen Böden. Das Pieksen zulassen, denn damit werden wichtige Energiepunkte stimuliert – eine einfachere Art der Fußmassage kann es nicht geben.

Alternativ eine Schüssel oder ein Tablett z.B. mit Kieselsteinen füllen oder mit grobem Sand und die Füße damit spielen lassen.

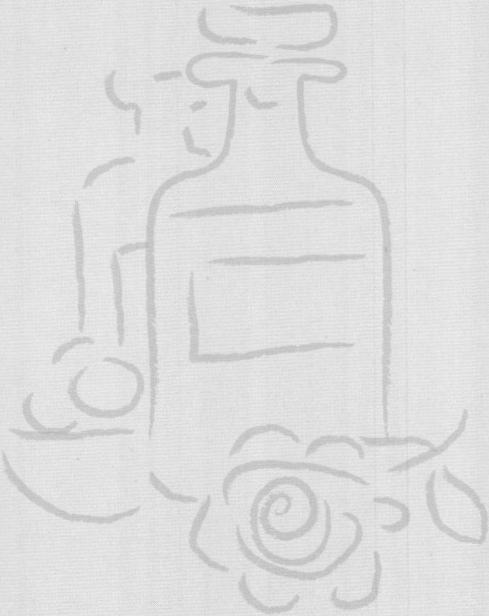

# BODY & SOUL

# Diagonales Dehnen

Auf einer Matte oder einem weichen Teppich auf den Rücken legen. Die Arme weit zur Seite strecken. Die Beine anwinkeln und auf den Boden stellen.

Die Knie nun langsam gemeinsam zuerst nach rechts fallen lassen. Dabei den Kopf nach links drehen. In die Dehnung atmen.

Die Knie wieder hochführen und die Beine aufstellen, dabei aber kein Hohlkreuz machen, der Rücken bleibt auf dem Boden. Nun die Beine zur anderen Seite fallen lassen und den Kopf wieder zur entgegengesetzten Seite wenden.

Diese Übung mehrere Male wiederholen und den eigenen Rhythmus dafür finden.

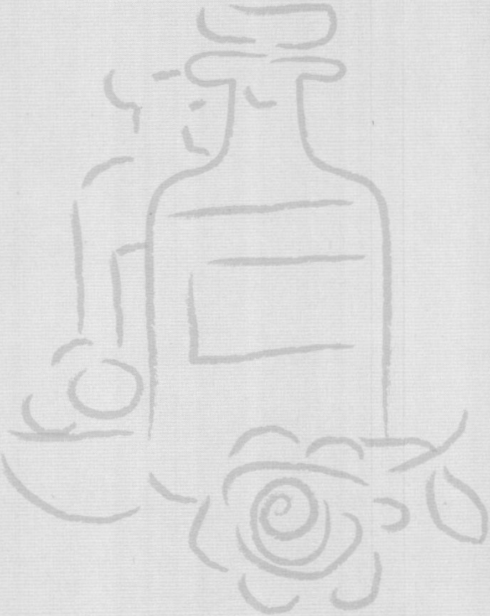

# BODY & SOUL

# Langer Hals, kurzer Hals

Sich aufrecht auf einen Stuhl setzen und dabei das Kreuz möglichst gerade halten. Die Schultern mit dem nächsten Einatmen einmal ganz bewusst hochziehen und sie zwar fest, dabei aber dennoch liebevoll anspannen, ohne zu verkrampfen. Die sanfte Spannung einen Moment halten und mit dem Ausatmen dann ganz langsam und behutsam die Schultern wieder senken.

Sich dabei vorstellen, dass der Hals sich wie ein Teleskop auseinander- und wieder zusammenzieht, mit jedem Mal geht es leichter und fließender, als würde es auf wundersame Weise geölt werden.

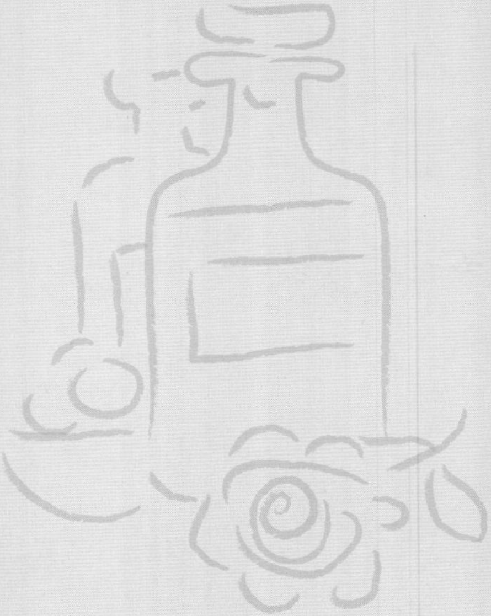

# BODY & SOUL

# Den unteren Rücken dehnen

Sich auf einer Matte oder einem weichen Teppich auf den Rücken legen und einige Male tief ein- und ausatmen. Fühlen, wie der Körper auf dem Boden ruht und ganz ankommen in dieser Haltung.

Nun das rechte Bein anwinkeln und das Knie mit den Händen greifen. Das Bein ganz behutsam und liebevoll in Richtung linke Brust ziehen und dabei tief in die Dehnung hineinatmen, die im unteren Rücken entsteht.

Dann das Bein wieder loslassen und sanft ablegen und die Übung mit dem linken Bein wiederholen, das dann zur rechten Brust gedehnt wird.

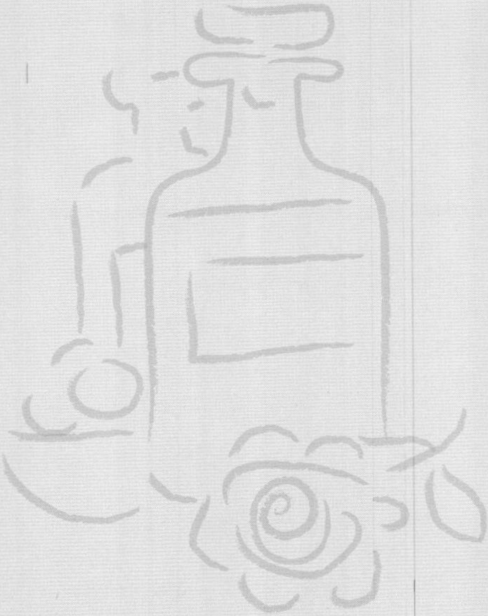

# BODY & SOUL

# Geist und Herz öffnen

Eine Übung aus dem Yoga:

Sich auf eine dicke Matte oder einen weichen Teppich knien und im Knien aufsetzen. Füße und Schienenbeine bleiben also am Boden, Oberschenkel Bauch und Oberkörper stehen aufrecht. Die Zehen aufstellen, so dass nicht mehr der Spann aufliegt, sondern die Zehen Halt am Boden finden.

Nun beide Hände jeweils zu den Fußknöcheln bringen, diese ergreifen und sich auf ihnen aufstützen. Den Oberkörper nun behutsam nach hinten strecken, den Kopf weit in den Nacken gelegt. Sich in der Vorstellung ganz öffnen und zwar Geist und Seele.

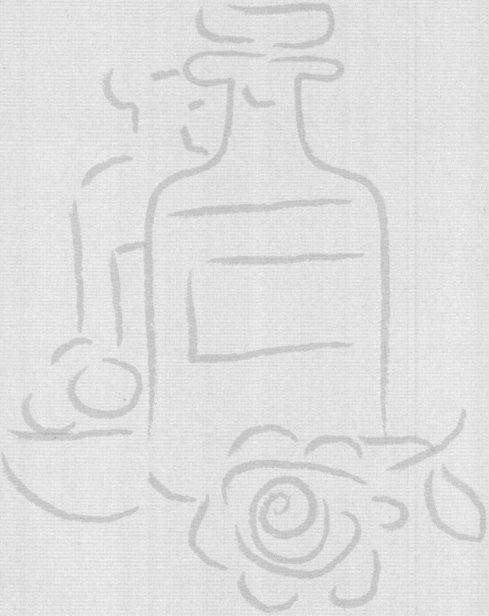

# BODY & SOUL

# In Düften schwelgen

Unser Geruchssinn ist sehr empfänglich für Wohlfühlmaßnahmen, denn was wir riechen, wirkt sich auch auf unser Empfinden aus. Wir können mit bestimmten Düften sogar gezielt Erinnerungen oder Gefühle auslösen.

Mit dem Duft der Bergamotte oder mit Salbeiöl können wir z.B. unsere Stimmung aufhellen. Sandelholz beruhigt, Zitrone erfrischt und Orange vertreibt Depressionen und stärkt die Nerven. Ylang Ylang, Lilie und Rose wird eine erotisierende Wirkung nachgesagt. Lavendel löst seelische Blockaden und vertreibt trübe Gedanken. Sich aber immer nur hochwertige ätherische Öle zulegen und keine Billigprodukte, denn die Wirkung entfaltet sich nur bei reiner Qualität.

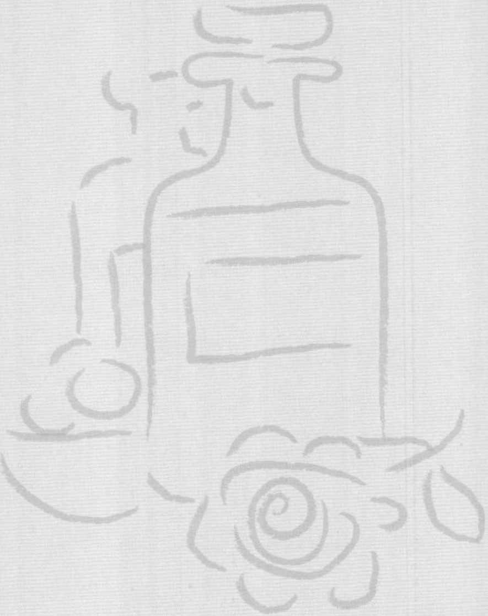

# BODY & SOUL

# Die Seele baumeln lassen

Das einmal bildlich vor dem inneren Auge sehen:

Unsere Seele sitzt auf einer hübschen Steinmauer in einer kleinen, südlich gelegenen Stadt unter einem Oleanderbusch und es weht der Duft von Orangenblüten herüber.

Oder sie sitzt auf einem Ast eines blühenden Apfelbaumes, eine kleine Brise streicht durch die Blätter, und die Seele lässt fröhlich die Beine baumeln.

Vielleicht sitzt sie auch auf dem Rand eines kleinen, weißen Bootes, das auf einem blauen See fährt, während die Sonne vom Himmel lacht, und sie hält ihre Beinchen ins kühle Wasser.

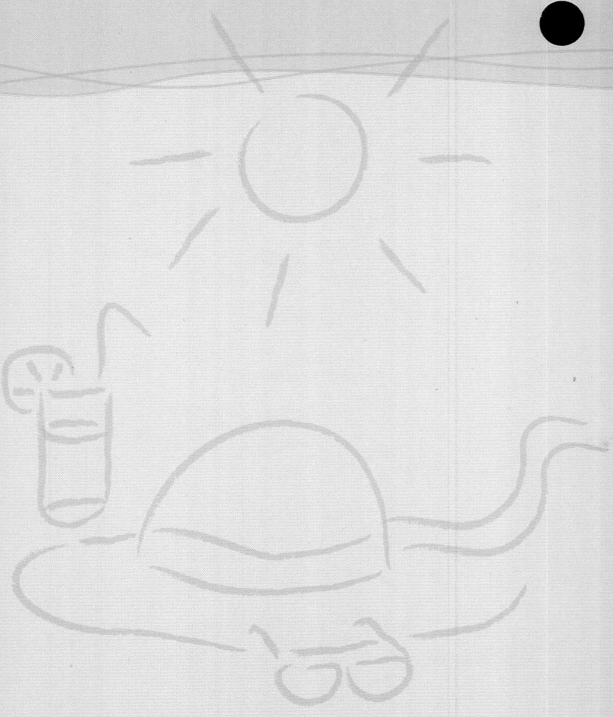

# URLAUB FÜR DIE SEELE

# Ins Blau tauchen

Die Augen schließen und sich die Farbe Blau vorstellen.

Ein Blau wie der Himmel an einem strahlenden Frühlingstag.

Oder ein tiefes, dunkles Blau wie es draußen im Meer aussieht.

Oder ein karibisches Türkisblau.

Oder das Blau der blauen Stunde.

Oder ein Blau wie die tiefe Nacht.

Ganz eintauchen in die Farbe und sich einen Moment darin verlieren.

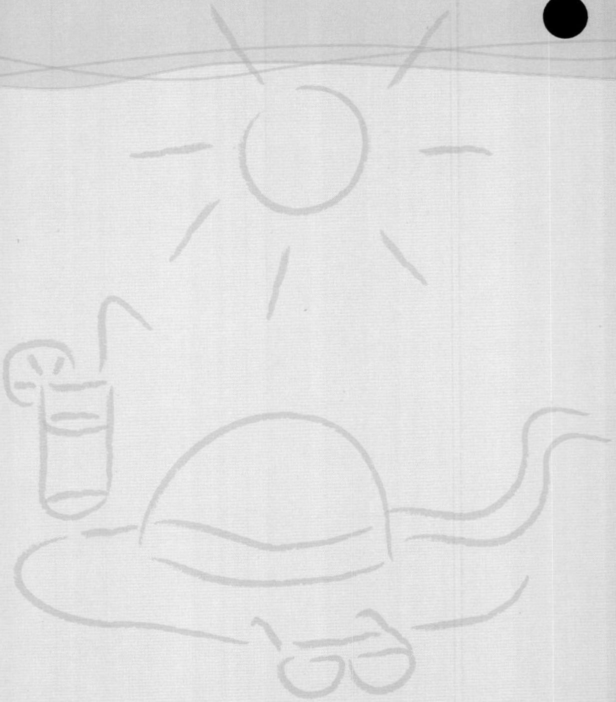

# URLAUB FÜR DIE SEELE

# Fliegen wie ein Vogel

Eine kleine Flucht für zwischendurch: einfach auf und davon fliegen.

Egal, ob im Büro, zu Hause oder auf einer Bahnfahrt – einfach die Augen schließen und sich vorstellen, man sei ein Vogel. Vielleicht ein Adler mit mächtigen Schwingen oder eine flinke Schwalbe, die ihre Akrobatik am Himmel zeigt. Vielleicht auch eine Taube, die immer zuverlässig ihren Weg findet, oder eine Möwe, die mit der Gischt der Wellen spielt.

Sich die Welt von oben ansehen, wie sie unter einem wie Spielzeug aussieht. Sich höher und höher schrauben und im Sturzflug zur Erde schießen.

Und dann zurückkommen, den Wind noch im Haar.

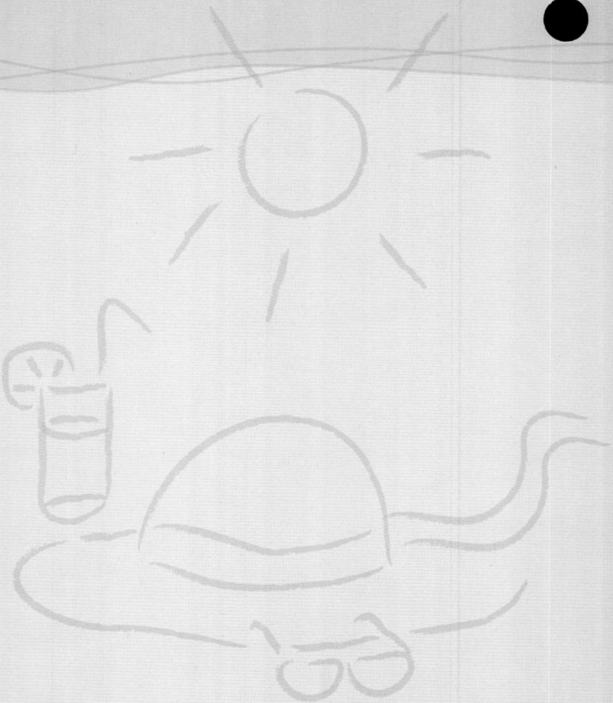

# URLAUB FÜR DIE SEELE

# Einen Weisen um Rat fragen

Wenn man mal nicht weiter weiß oder eine schwierige Entscheidung zu fällen ist, kann man in seiner Vorstellung einen Weisen aufsuchen und ihn oder sie um Rat bitten. Wo es diesen Weisen gibt? In uns selbst.

Die Augen schließen und in sich gehen. Dort eine Tür suchen oder eine Hütte oder einfach einen Ort, wo der Weise in uns schon auf uns wartet. Das kann ein alter Mann sein oder eine Frau, vielleicht ist es auch ein Fabelwesen oder ein Tier. Wir können nun unsere Frage stellen und werden eine Antwort erhalten.

Diese Antwort mitnehmen, wenn wir wieder die Augen öffnen, um in unseren Alltag zurückzukehren.

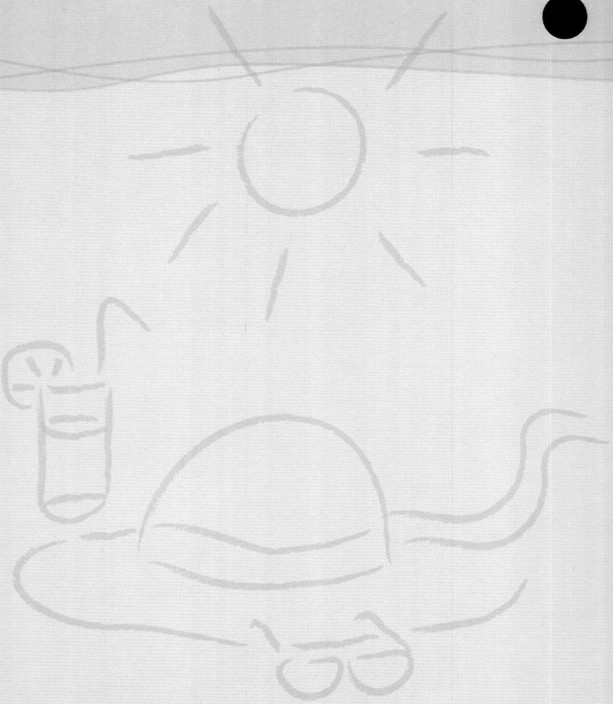

# URLAUB FÜR DIE SEELE

# Ein jederzeit erreichbarer Rückzugsort

Wäre es nicht wundervoll, einen Ort zu haben, an den wir uns jederzeit zurückziehen können, um Kräfte zu sammeln, abzuschalten oder einfach nur zur Ruhe zu kommen? Ein solcher Ort lässt sich einrichten und zwar in unserer Vorstellung: Wir können uns einen idealen Ort ausmalen, an dem es alles gibt, was wir brauchen, um uns glücklich und geborgen zu fühlen. Palmen und Strand oder lieber eine einsame Berghütte? Ein Zimmer mit Ausblick auf eine Piazza in Rom oder lieber ein Häuschen am See? Vielleicht auch ein Bett in den Wolken? In unserer Phantasie ist alles möglich.

Einfach daran denken – und wir sind dort.

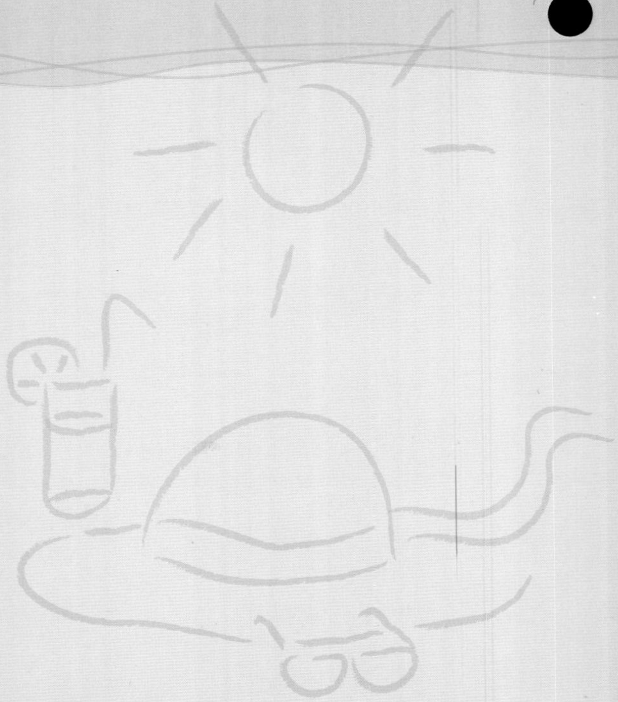

# URLAUB FÜR DIE SEELE

# Heilende Lichtmeditation

In einer bequemen Position, liegend oder sitzend, die Augen schließen und einige Male tief durchatmen. Sich dann vorstellen, wie heilendes Licht durch den Körper strömt. Es tritt durch den Kopf ein und breitet sich dann im ganzen Körper aus, durchfließt jede einzelne Zelle.

Blaues Licht wirkt kühlend, rotes wärmend. Grün steht symbolisch für Gesundheit. Gelb und Orange schenken Energie. Weißes Licht desinfiziert und bekämpft Viren.

Es kann auch ein bunter Regenbogen durch den Körper fließen, der jedes Organ, jedes Körperteil und jede Zelle mit allem versorgt, was gebraucht wird.

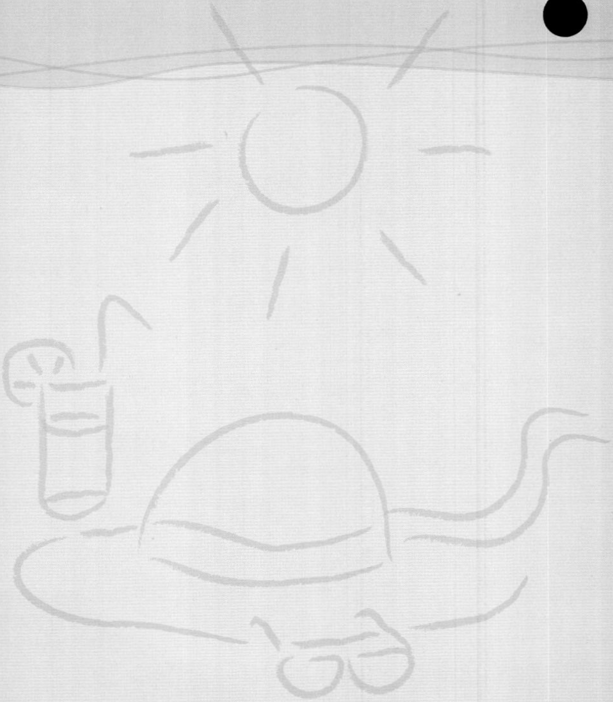

URLAUB FÜR DIE SEELE

# Wohltuender Wortregen

Sich einen ruhigen Platz suchen, an dem man für ein Weilchen ungestört sein kann. Sich bequem hinsetzen, die Augen schließen und sich dann Folgendes vorstellen:

Es regnet Worte. Und zwar nur schöne, nur wohltuende. Ein warmer, leichter Landregen aus den Worten „Ruhe“, „Entspannung“ und „Gelassenheit“. Oder ein lustig tröpfelnder Regen aus „Lachen“, „Fröhlichkeit“ und „Gute Laune“. Oder ein feiner Sprühregen aus „Kraft“, „Energie“ und „Frische“.

In der eigenen Vorstellung können genau die für einen passenden Worte regnen und wir können uns ganz von ihnen benetzen lassen und in ihnen tanzen.

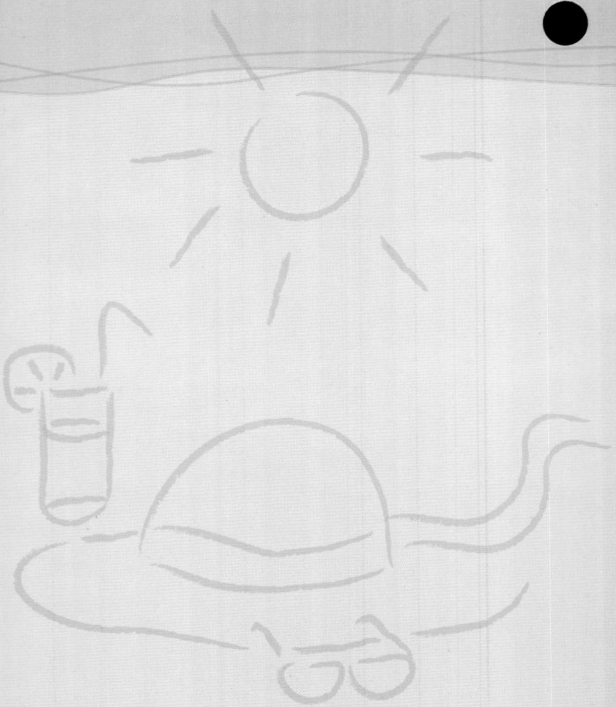

# URLAUB FÜR DIE SEELE

# Schildkröten-meditation

Manchmal ist einem alles zu viel und man wünscht sich einen Schutzpanzer.

Warum sich nicht genau das einmal vorstellen? Die Augen schließen und man wird zu einer riesigen Schildkröte mit einem mächtigen Panzer. Durch diesen Panzer dringt nichts hindurch, er schützt uns gegen alles und jeden.

Einfach den Kopf einziehen und in sich gehen, so lange, bis man wieder bereit ist, sich der Umwelt und dem Leben zu stellen, wissend, dass man, wenn nötig, jederzeit zurück in seinen Panzer kann, um dort auszuruhen.

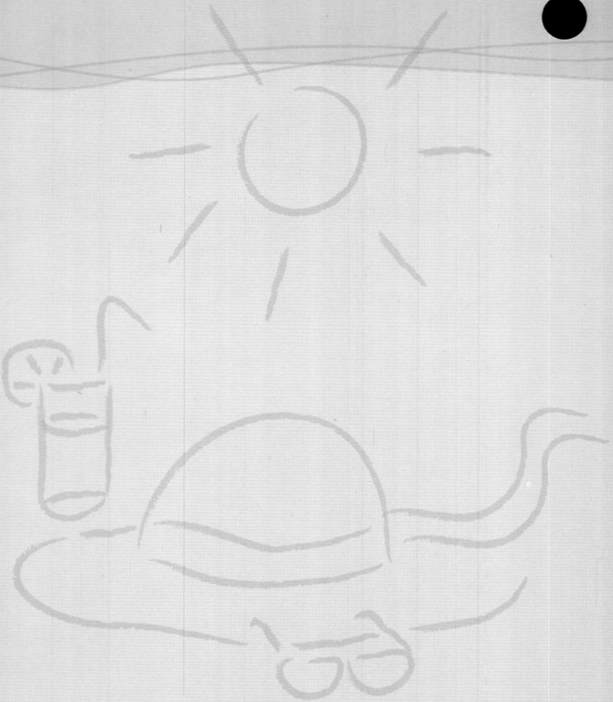

URLAUB FÜR DIE SEELE

# Körperreise

Die Augen schließen, einige Male tief durchatmen, dann die Aufmerksamkeit auf die Füße richten. Wahrnehmen, wie sich die Zehen anfühlen, wie die Ferse, wie die Fußsohle und wie das Fußgelenk. Spüren, ob ein Teil wärmer oder kühler ist, ob etwas weh tut oder ob sich alles gut anfühlt. Mit dieser Aufmerksamkeit dann die Beine empor wandern ins Becken hinein, durch den Bauchraum und Brustkorb zu den Schultern und die Arme entlang bis in die Fingerspitzen. Dann zum Hals springen und die Kehle wahrnehmen, den Mund- und Kieferbereich, das Gesicht, die Ohren und Augen und bis hinauf zur Schädeldecke gehen. Und dabei nicht vergessen, jeden Teil von sich freundlich zu begrüßen und ihm etwas Nettes zu sagen.

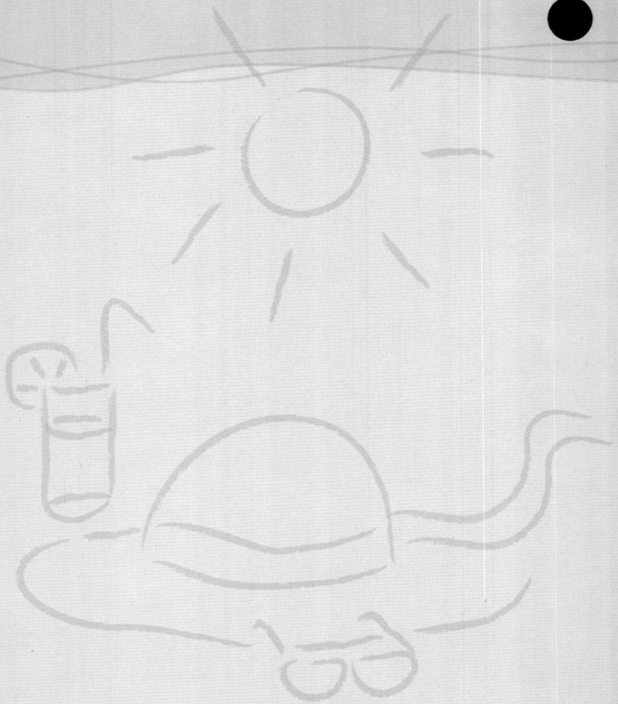

URLAUB FÜR DIE SEELE

# Einfach dahin-schmelzen

Sich vorstellen, man sei ein Eiswürfel. Hart und kalt liegt er auf einem Tisch. Dann kommt die Sonne hinter den Wolken hervor und es wird warm und wärmer. Die Oberfläche glitzert im Licht und der Eiswürfel beginnt zu schmelzen.

Sich ganz und gar in das Bild des Schmelzens hineindenken und damit alle Verspannungen zu Wasser werden zu lassen. Die Wärme spüren und sich wohlig auflösen in eine kleine Pfütze.

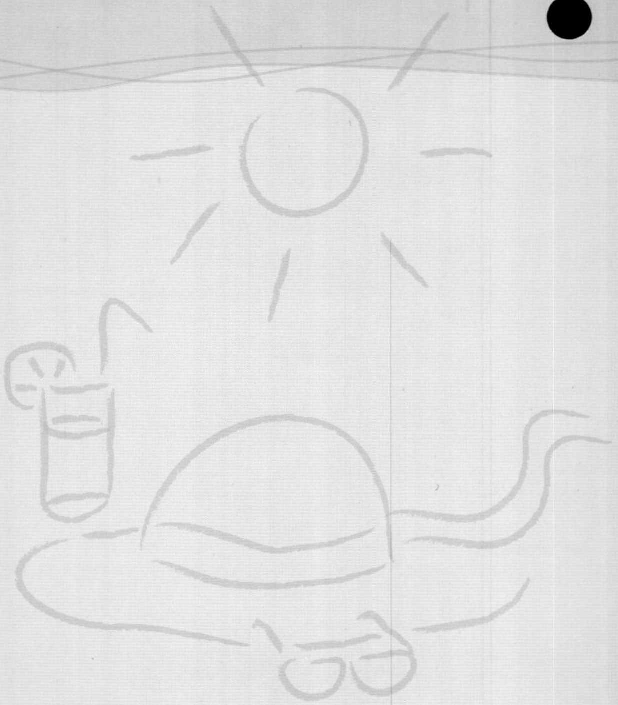

URLAUB FÜR DIE SEELE

# Auf einem magischen Teppich reisen

Mit geschlossenen Augen an einen magischen Teppich denken. Einen, der direkt aus dem Märchenbuch zu einem kommt und darauf wartet, dass wir aufsteigen. Er ist bunt gewebt und schillert im Licht.

Sowie wir uns auf ihn setzen, geht es los – rasant fliegt er mit uns durch Raum und Zeit.

Wo wir wohl ankommen werden? Wie sieht es dort aus? Was werden wir dort erleben? Was nehmen wir mit zurück in unseren Alltag?

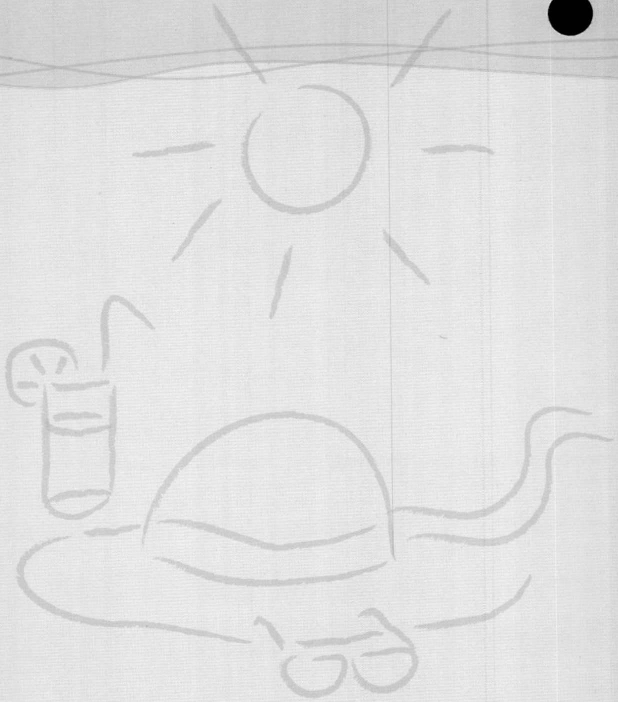

# URLAUB FÜR DIE SEELE

# Schatzkiste für schlechte Zeiten

Eine kleine Kiste oder einen Karton mit lauter Sachen zum Freuen füllen:

- Fotos aus schönen Zeiten,
- ein niedliches Kuscheltier,
- eine CD mit allen Lieblingsliedern,
- ein tröstliches Buch,
- ein witziger Film,
- ein Paar kuschelige Socken,
- eine Tafel Schokolade

und was immer uns noch lächeln lässt.

Die Kiste griffbereit für miese Stimmungen halten und dann in ihr stöbern und sich aufmuntern lassen.

# GUTE LAUNE IM HANDUMDREHEN

# Lächeln – ganz tief innen

Positive Energie tanken: Sich einen Moment lang setzen und die Augen schließen. An etwas Schönes denken und sich vorstellen, wie tief im Bauch, gleich unter dem Nabel, ein Lächeln entsteht.

Ganz warm und freundlich lächelt es dort und wird immer breiter und breiter. Bald lächelt der ganze Bauch, ja, man selbst wird zu einem Lächeln.

Und dann strömt das Lächeln hinaus in die Welt.

# GUTE LAUNE IM HANDUMDREHEN

# Lieblingslisten erstellen

Ein prima Gute-Laune-Macher für zwischendurch: Lieblingslisten erstellen. Indem wir uns mit dem beschäftigen, was wir mögen, richten wir den Fokus auf die Freuden in unserem Leben – und das tut einfach gut. Also gleich mal hinsetzen und z.B. Folgendes notieren:

- 10 Aktivitäten, die ich am liebsten mache …
- Meine 10 liebsten Bücher …
- Was ich am liebsten esse …
- Meine Lieblingsfilme …
- Die größten Freudenanlässe in meinem Leben …
- Meine schönsten Urlaube …
- Und … und … und …

# GUTE LAUNE IM HANDUMDREHEN

# Wolkenbilder

Als Kinder schauten wir alle häufig in die Wolken, um dort Tiere, Gesichter oder Figuren zu entdecken. Ein Spiel, das auch Erwachsenen Freude macht – und vor allem eine kleine Portion kreative Entspannung schenkt.

Also ruhig öfter mal den Kopf heben und schauen, was sich alles in den Wolkenbergen entdecken lässt. Und sollte da mal nichts zu finden sein, kann man sich einfach vorstellen, ein Stück auf einer Wolke mitzureisen und gespannt zu sein, wohin sie einen trägt.

# GUTE LAUNE IM HANDUMDREHEN

# Mal wieder Kind sein

Nicht kindisch, aber kindlich sein: ein Kirschkern-Weitspucken veranstalten, ein Überraschungsei auspacken, Seifenblasen tanzen lassen, einen Drachen steigen lassen, einen Lolli lutschen oder Kaugummiblasen machen, Ziegen im Streichelzoo füttern, eine Wasserrutsche runterrutschen, im Frühling mit bunten Gummistiefeln durch die Pfützen stapfen, im Sommer unterm Rasensprenger duschen, im Herbst durch das Laub waten, im Winter rodeln gehen – kindliche Vergnügen suchen und einfach nur Spaß haben.

Denn: in uns ist immer noch ein Teil des Kindes, das wir einmal waren.

# GUTE LAUNE IM HANDUMDREHEN

# Lachen, bis der Bauch wackelt

Sich gezielt Sachen zum Lachen suchen: lustige Bilder, Bücher, Filme, Witze kennen lernen, Komiker anschauen, Comics lesen.

Den Humor des Lebens erkennen.

Und lernen, auch über sich selbst lachen zu können.

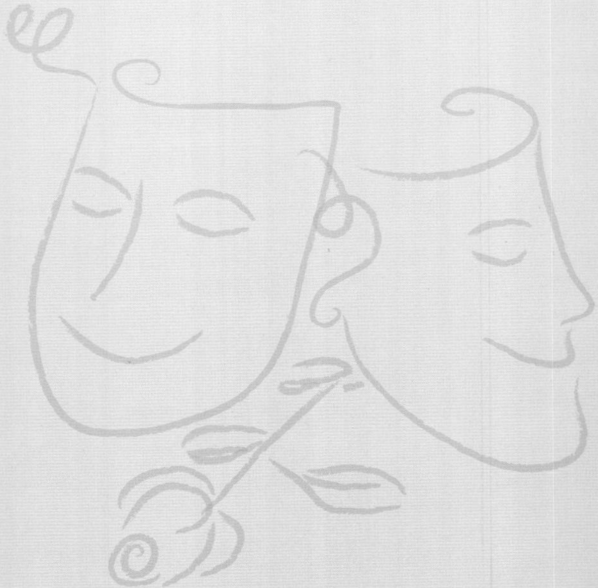

# GUTE LAUNE IM HANDUMDREHEN

# Einen Zitatenschatz anlegen

Sätze, Gedanken und Zeilen, die uns berühren, können uns immer wieder neue Freude schenken. Wir können sie sammeln, indem wir uns ein Buch anlegen, in das wir alles notieren, was uns an Zitaten bedeutungsvoll oder inspirierend erscheint.

Sätze aus Büchern, Gedichtzeilen, Gedanken, Aussprüche, Sprichwörter, Redewendungen, Sätze von jemanden, der mit uns redet, eigene Einfälle.

Über die Zeit entsteht so eine ständige Quelle der Anregung.

# GUTE LAUNE IM HANDUMDREHEN

# Tourist für einen Tag

Sich einen Tag reservieren, um eine kleine Reise zu machen.

Nach einem guten Frühstück morgens zum Bahnhof gehen und eine Fahrkarte kaufen. Wohin? Egal, Hauptsache man kennt den Ort noch nicht.

Vielleicht an einen See oder in die Berge, ans Meer oder in die Stadt? Etwas wählen, was in nicht viel mehr als zwei Stunden erreichbar ist. Schon die Fahrt genießen: rausschauen, etwas lesen und sich freuen auf das, was kommt. Den Ort dann mit offenen Augen und viel Neugier erkunden – was gibt es zu sehen, was zu erleben? Dann mit neuen Eindrücken angefüllt die Reise zurück antreten.

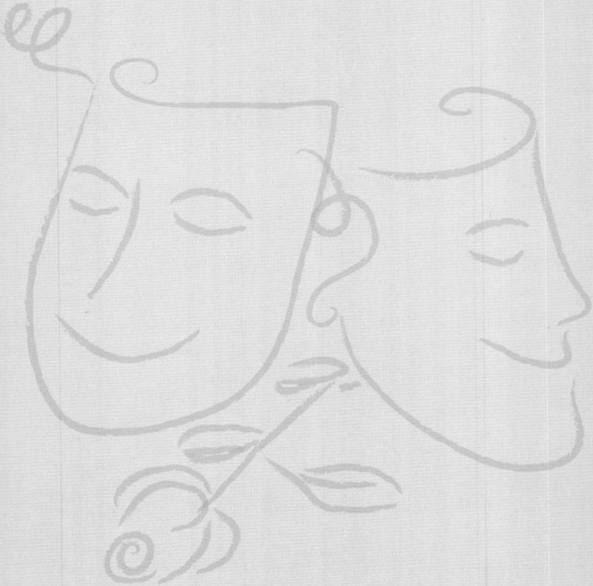

# GUTE LAUNE IM HANDUMDREHEN

# Über sich hinauswachsen

Mal etwas wagen, was man sich nicht so ganz zutraut:

Einen Kletterpark besuchen und die Höhenangst überwinden.

Vor einer Gruppe von Menschen eine kleine Rede halten.

Eine Verantwortung übernehmen.

In ein Hospiz fahren und sich mit einem Menschen dort unterhalten.

Jemanden auf der Straße ansprechen.

Sich für etwas engagieren, was einem wichtig ist.

Es tut gut, seine Grenzen zu sprengen.

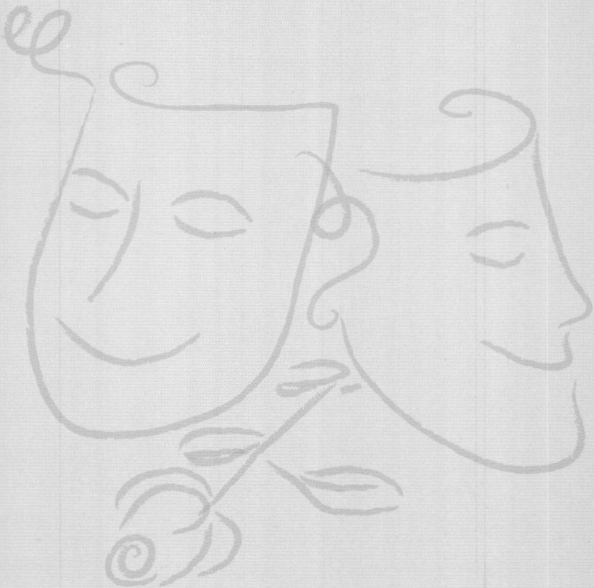

# GUTE LAUNE IM HANDUMDREHEN

# Mal wieder zum Anfänger werden

Mal die Sicherheit des eigenen Könnens verlassen und etwas ganz neu beginnen. Eine Sportart, eine Fertigkeit, eine Ausbildung. Sich mit etwas befassen, was einen bisher nicht interessiert hat, und sich erlauben, Fehler zu machen oder dumme Fragen zu stellen.

Wieder einmal Anfänger zu sein ist gerade für Erwachsene ein großes Abenteuer, denn wer gibt sich schon gerne die Blöße, etwas nicht zu können?

# GUTE LAUNE IM HANDUMDREHEN

# Schaukeln, so hoch es geht

Es gibt kaum ein Kind, das nicht gerne schaukelt – warum soll es Erwachsenen da anders gehen?

Deshalb schnell die nächste Schaukel gesucht und mal wieder aus Herzenslust schwingen. In der Vorstellung höher und höher bis hinauf in das Blau des Himmels.

Wer es ruhiger mag, wählt eine Hängematte und lässt sich sanft wiegen – am besten unter einem Laubbaum, dessen Blätter im Wind rascheln.

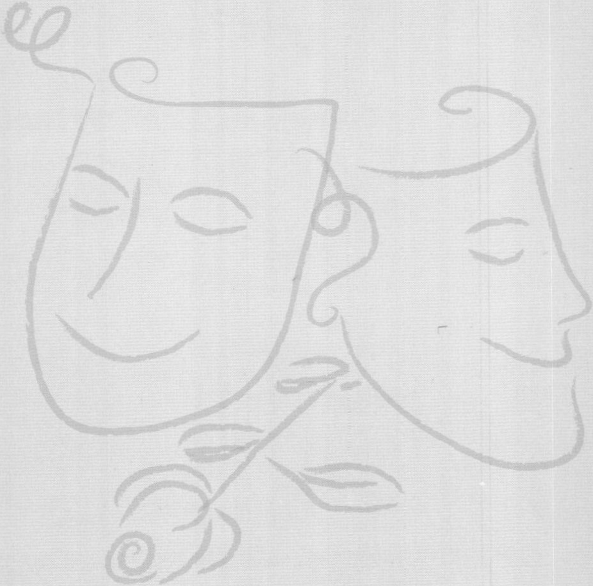

# GUTE LAUNE IM HANDUMDREHEN

# Mit Schwung in den Tag starten

So wird jeder wach: Noch vor dem Aufstehen eine kleine Bewegungseinheit einlegen: Auf dem Rücken liegend den Po mit den Händen abstützen, die Beine in die Luft und ordentlich Rad fahren.

Sich dabei einen frischen, grünen Wald, blauen Himmel und Sonnenschein vorstellen und im Geiste die Vögel singen hören. So kommt nicht nur der Kreislauf in Schwung, sondern auch die gute Laune.

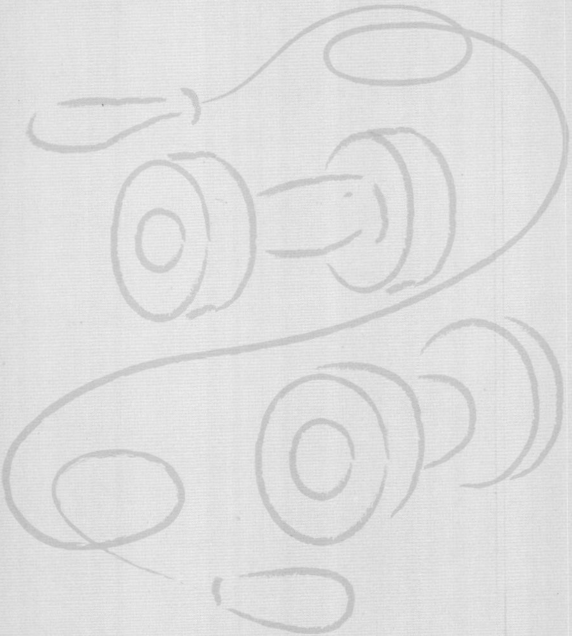

# DAS BRINGT POWER

# Tanz um das Feuer

Eine Energieübung: Es sich bequem machen und die Augen schließen.

Vor sich einen riesigen Holzhaufen sehen, der mit einer großen Fackel entzündet wird. Um ihn herum stehen Menschen und als plötzlich Musik einsetzt, beginnen sie zu tanzen. Sie fassen einander an den Händen und tanzen rhythmisch und immer schneller um das Feuer herum.

Und in der Vorstellung selbst zum Tänzer werden. Die Kraft des Feuers spüren und seine Wärme. Dieser Energie tanzend Ausdruck verleihen und sie dann mit in den Alltag nehmen.

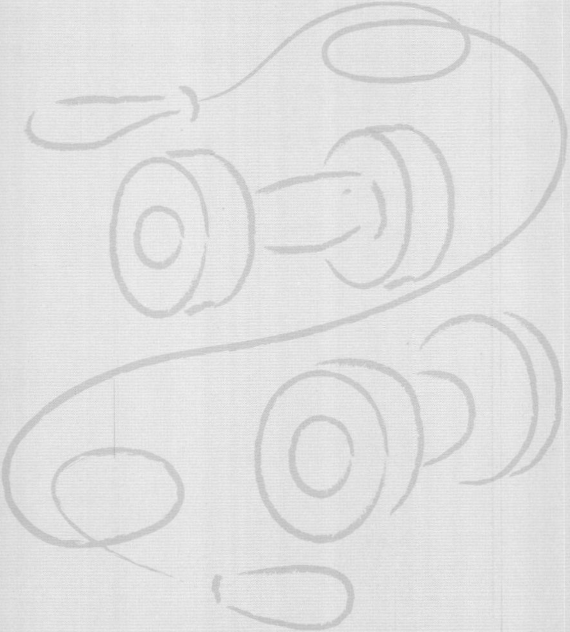

# DAS BRINGT POWER

# Kleine Energiespritze

Nicht neu, aber absolut empfehlenswert: ein Nickerchen zwischendurch.

Besonders an stressigen Tagen ist das eine gute Möglichkeit, neue Kräfte zu sammeln. Sich für einige Minuten hinlegen, die Augen schließen und entspannen. Nicht richtig einschlafen und nicht zu lange liegen. Mehr als wollte man kurz eintauchen in den Schlaf und gleich wieder zurückkommen.

Das erfrischt und schenkt neue Energien.

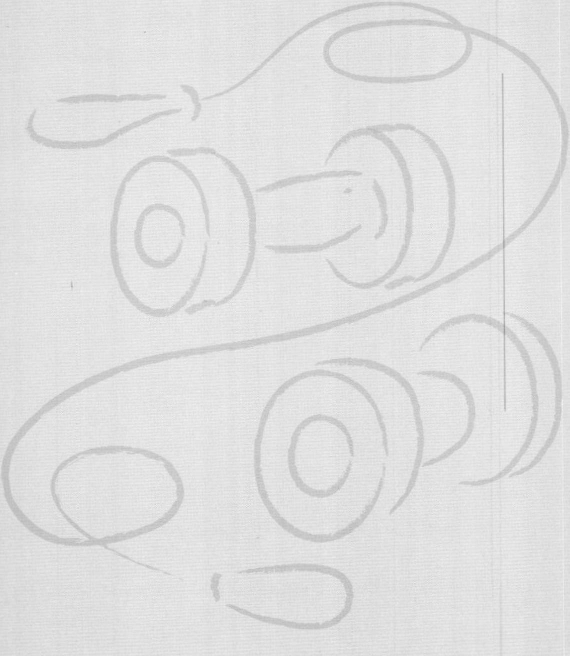

# DAS BRINGT POWER

# Mal richtig auspowern

Mal wieder außer Puste kommen – z.B. indem man rennt, bis man nicht mehr kann oder Treppen steigt, soweit wie man kommt, oder tanzt bis man außer Atem ist. Oder Trampolin hüpfen oder Seilspringen oder über eine Wiese hopsen.

Natürlich nicht übertreiben, aber es tut einfach gut, mal wieder alles zu geben.

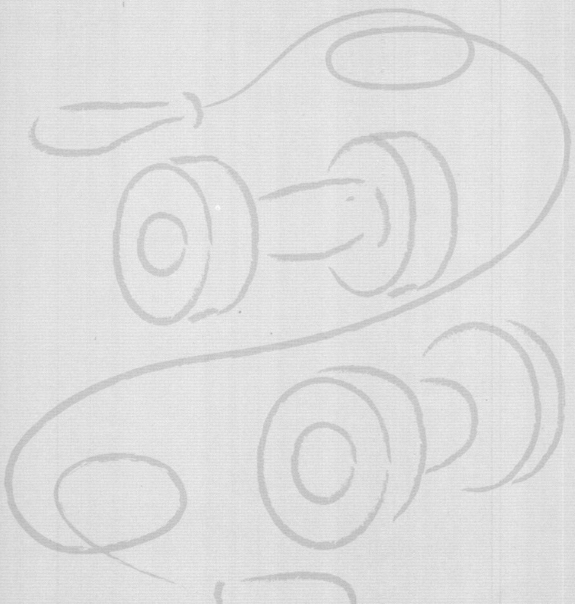

# DAS BRINGT POWER

# Energieklopfer

Ein Energieschub durch Klopfakupressur: die Thymusdrüse aktivieren.

Etwa fünf Zentimeter unterhalb unseres Schlüsselbeines liegt in der Mitte des Brustbeines die so genannte Thymusdrüse. Diese Stelle 15- bis 20-mal sanft mit einer lockeren Faust klopfen.

Das regt den Energiefluss im Körper an und stärkt das Immunsystem.

**DAS BRINGT POWER**

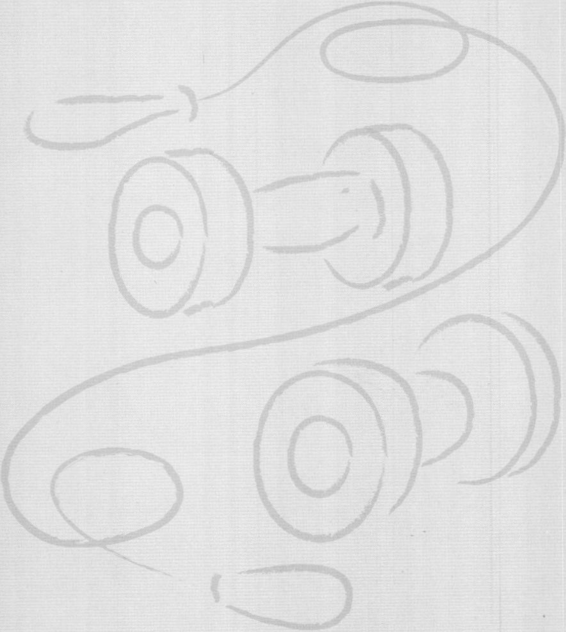

# DAS BRINGT POWER

# Power-Rot

Gegen Müdigkeit hilft es, sich die Farbe Rot vorzustellen. Für einen Moment die Augen schließen und an ein kräftiges Rot denken. An ein tiefes, sattes Rot.

Stellen Sie sich die Blätter einer Mohnblume vor, eine rote Rose oder auch den Stoff eines glänzenden, aufregend geschnittenen, roten Kleides.

Je intensiver wir das Rot in unserem Geiste sehen und uns auf die Farbe einlassen, desto stärker aktivieren uns diese Gedanken.

**DAS BRINGT POWER**

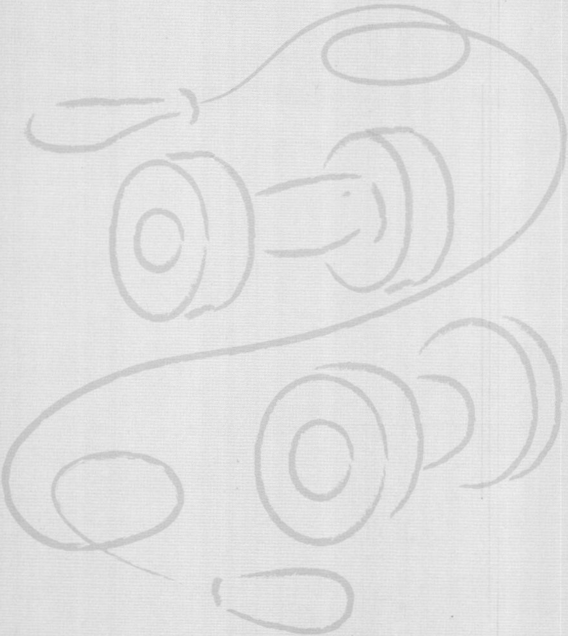

# DAS BRINGT POWER

# Energieschub

Überall anzuwenden: Die Augen schließen und sich einen großen Regler vorstellen. Vielleicht einen Schieberegler oder einen runden Drehknopf.

Mit diesem Regler die persönliche Energie aufdrehen und spüren, wie sie in einem wächst und wächst.

Eine andere Variante: In der eigenen Körpermitte einen tiefen Brunnen visualisieren. Aus diesem Brunnen können wir pure Energie schöpfen. Von ihr ein Glas voll trinken und sich rundum erfrischt fühlen.

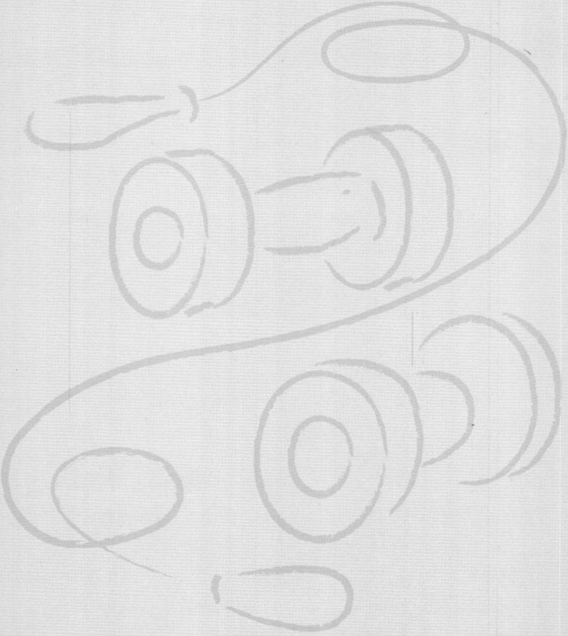

# DAS BRINGT POWER

# Tierische Power

Entweder mit dem eigenen Hund, sofern man einen hat, oder mit dem Hund eines Freundes oder auch aus einem Tierheim über die Wiese tollen.

Um die Wette rennen.

Ballspiele spielen.

Tauziehen.

Ins Wasser springen.

Fangen spielen.

Der Spaß und die Freude des Tieres bringt Energie pur.

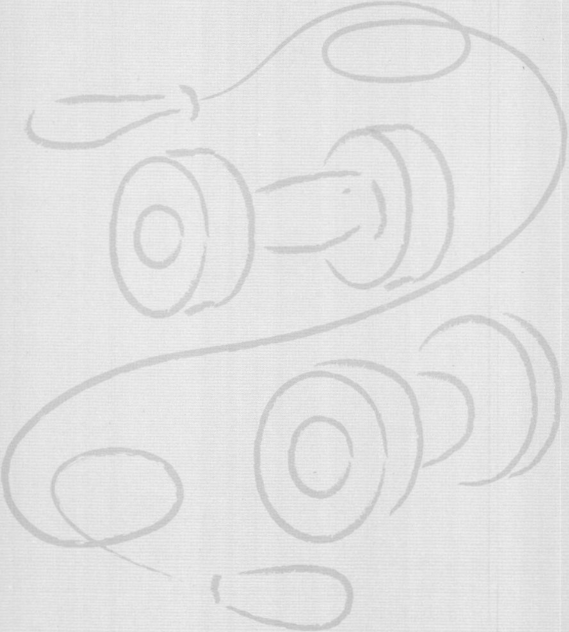

# DAS BRINGT POWER

# Energie-Drinks

Energie aus dem Glas:

Bananen-Shakes selbst gemacht – einfach eine reife Banane mit Milch zu einem Shake mixen. Die krummen Früchte sorgen für einen sofortigen Energieschub.

Wer es lieber heißer mag, bereitet sich einen Ingwer-Tee zu – Ingwer heizt nicht nur von innen ein, sondern schenkt gesunde Energie.

Auch gut: Aufgebrühte Ginseng-Fasern. Ginseng gilt für die Chinesen als Mittel zur Erhaltung der Lebenskraft.

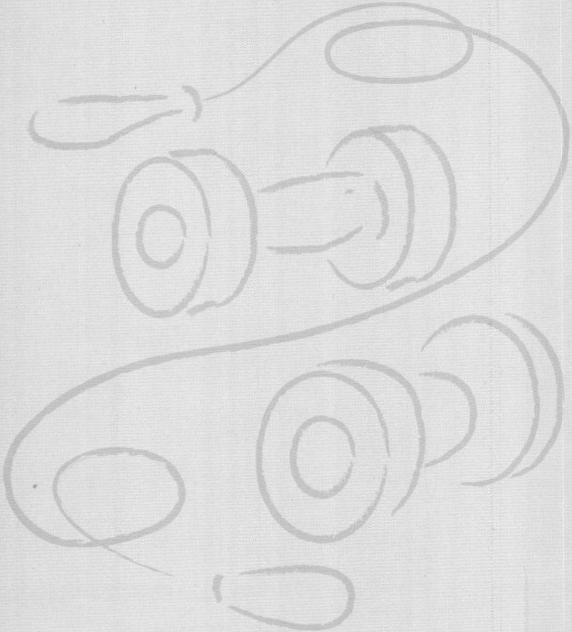

# DAS BRINGT POWER

# Befreiungsschlag

Wenn alles zu viel wird, hilft nur eines: Entschlacken. Ob das nun die Wohnung betrifft oder auch das Leben – hin und wieder tut es einfach nur gut, kräftig auszumüllen.

Wegwerfen oder streichen, was einem keine Freude mehr bereitet und was nur unnötige Kraft kostet. Platz schaffen für Neues. Freiraum zum Denken und zum Handeln.

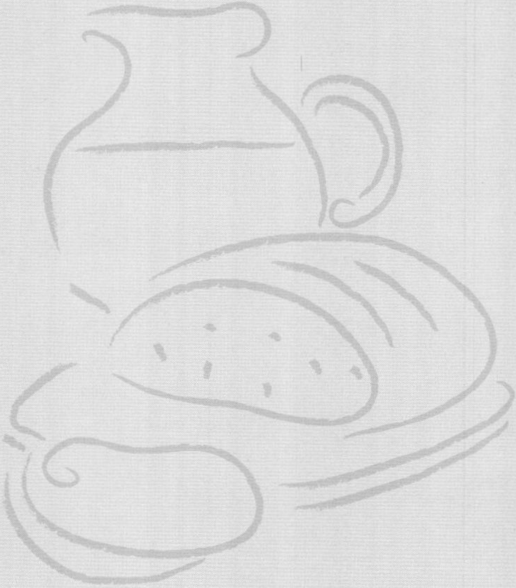

SIMPLIFY YOUR LIFE

# Ein Zauberwort lernen

Für ein zu volles Leben gibt es ein Zauberwort und das heißt „nein“.

Sich erlauben, Einladungen oder Angebote abzulehnen, nicht jeder Bitte nachkommen, nicht ständig Angst haben, etwas zu verpassen oder zu versäumen. Aktivitäten lieber mit Bedacht und ganz bewusst auswählen, denn die eigene Zeit ist kostbar.

Immer öfter auf Qualität statt auf Quantität achten.

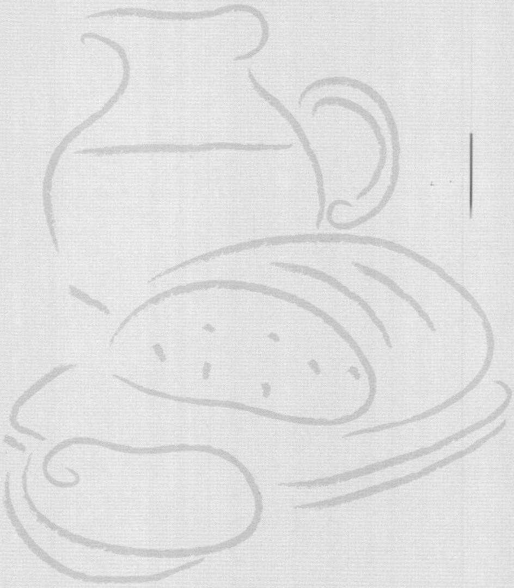

# Seelenmüll entsorgen

Wie gut es tut, hin und wieder all den Stress und all die Sorgen, die uns belasten, zu entsorgen.

Sich z.B. einfach vorstellen, wie man das, was man loswerden will, aus seinem Kopf in Müllbeutel packt und diese in die nächste Tonne wirft.

Oder sich ein schwarzes Loch im All vorstellen – unendlich groß. Es nimmt in kreisenden Bewegungen alles auf, was wir loslassen wollen.

Oder dabei zusehen, wie der Seelenmüll mit dem Abwaschwasser aus dem Waschbecken im Abfluss verschwindet.

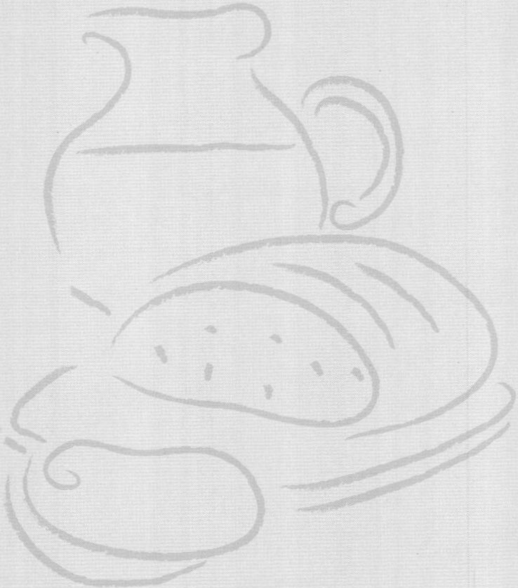

# Gut für sich selbst sorgen

Auf sich selbst achten, auf die eigenen Bedürfnisse. Verständnis für sich haben, nachsichtig sein. Sich nicht immer nur fordern, sondern auch mal schonen. Sich selbst gern haben und sich selbst wichtig sein.

Nur wer gut für sich sorgt, hat auch die Kraft für andere zu sorgen. Nur wer für sich selbst gut sorgt, kann körperlich und geistig gesund bleiben. Gut für sich selbst zu sorgen, ist unser gutes Recht und im gewissen Sinne auch unsere Pflicht. Denn letztlich sind wir selbst der wichtigste Mensch in unserem Leben.

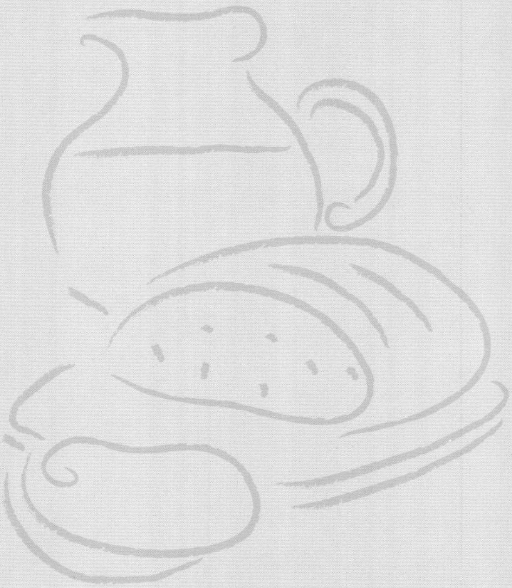

SIMPLIFY YOUR LIFE

# Sich mal richtig Zeit lassen

Einmal nicht möglichst viel in kürzester Zeit schaffen, sondern etwas ganz mit Muße tun. Alle Uhren aus dem Blickfeld verbannen und das eigene, ganz persönliche Tempo zu finden, um z.B. Unkraut zu jäten, die Wohnung aufzuräumen oder einzukaufen.

Jeden Augenblick bewusst tun und genießen, ohne schon daran zu denken, was sonst noch zu tun ist. Hin und wieder ganz im Hier und Jetzt sein und eben z.B. nur abzuwaschen und nichts anderes oder nur den Rasen zu mähen und nichts sonst.

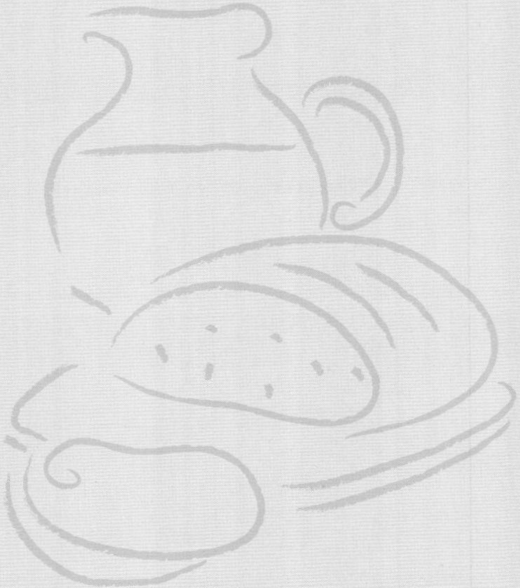

# Ein Ausflug in die Einfachheit

Mal für einige Tage ein ganz einfaches Leben ausprobieren, ohne all das Getöse und Getöne des Alltags.

Zum Beispiel auf einer einsamen Hütte in den Bergen. Oder in einem Zelt. Oder vielleicht pilgern. Oder einige Tage in ein Kloster gehen.

Es geht darum, einmal alles hinter sich zu lassen, was das Leben anfüllt – also kein Fernseher, keine Zeitung, keine ablenkenden Aktivitäten, keine Schnellgerichte, keine Technik. Nur das einfache Leben: einfach eingerichtet, einfach essen, ausgewählte Habseligkeiten. Dafür das Sein pur erleben.

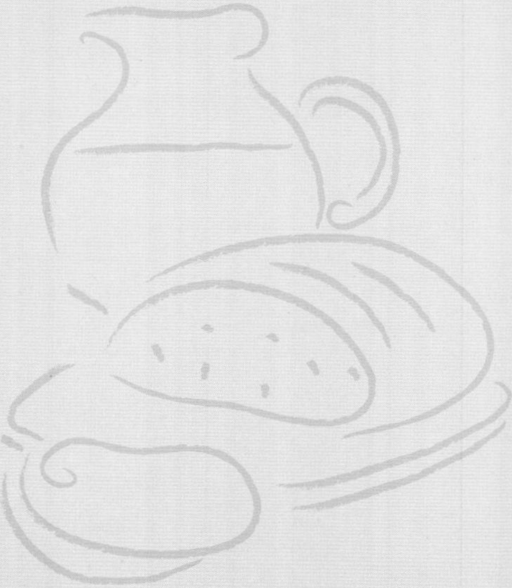

SIMPLIFY YOUR LIFE

## Eine Reise zu den Sternen

Es gibt nicht vieles, was mehr beeindruckt als die unendlichen Weiten des Weltalls.

Im Sommer deshalb ruhig öfter mal bei sternenklarem Himmel einige Zeit draußen verbringen und hinaufschauen in die Glitzerpracht. Sich vorstellen, hinaufliegen zu können und all die Sterne zu besuchen. Ihnen Namen geben. Sternbilder entdecken.

Und wenn es möglich ist, einfach unter diesem phantastischen Himmelszelt einschlafen.

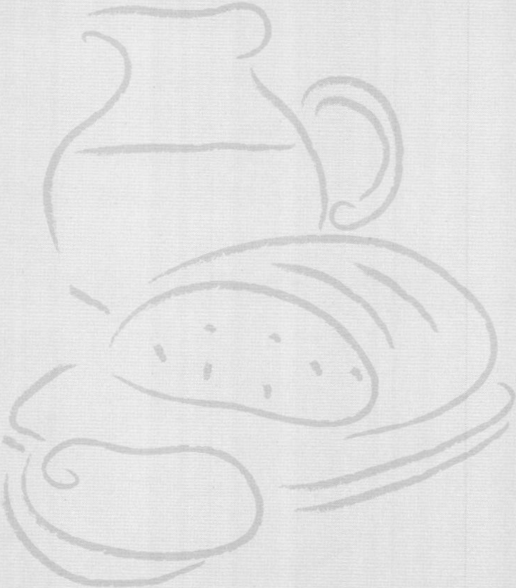

SIMPLIFY YOUR LIFE

# Schattenboxen

Mal gezielt Dampf ablassen – Frust, Wut, Aggressionen.

Wie? Ganz einfach: Sich mit leicht gegrätschten Beinen und einem stabilen Stand mitten in den Raum oder Garten stellen und dann wie ein Boxer in den Kampf mit einem imaginären Gegner gehen. Ruhig mit Wucht und Kraft schlagen und nicht vergessen, auszuweichen. Kämpfen, bis alle Power aus einem geflossen ist – das tut einfach nur gut.

(Bitte aufpassen, bei den Schlägen die Arme nie ganz auszustrecken, das schadet den Gelenken.)

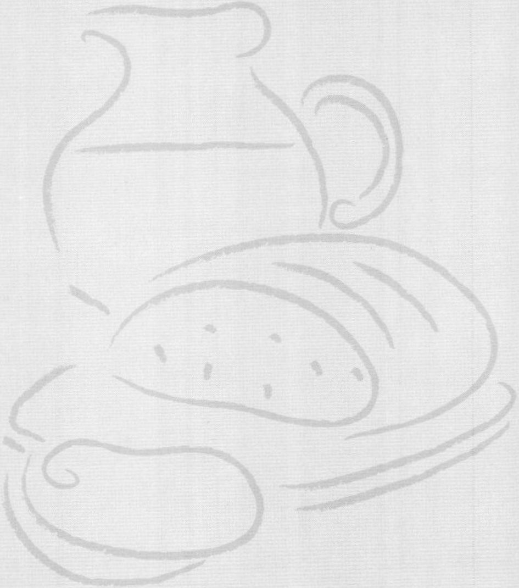

SIMPLIFY YOUR LIFE

# Verzeihen lernen

Sich selbst und anderen verzeihen lernen – für alles, wofür wir uns schämen und für alles, was uns Schmerzen bereitet hat.

Verzeihen können, bedeutet, alten Schmerz hinter sich zu lassen. Sich zu befreien von Wunden, die wir erlitten haben, von Enttäuschungen, die uns verletzt haben. Verzeihen heißt weitergehen, kraftvoll und gestärkt. Nicht länger Opfer sein, nicht länger nachtragen, sondern die Energie für die Gegenwart und Zukunft nutzen.

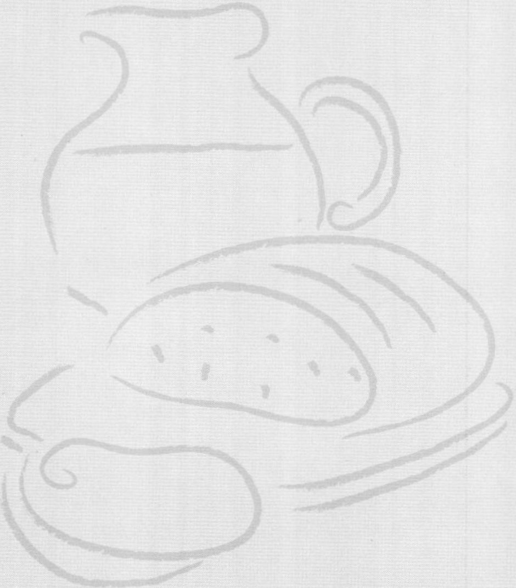

# Das Leben entsorgen

Sorgen kosten viel Kraft und Energie und bringen wenig. Wer sich sorgt, der plant nicht. Wer sich sorgt, tut nichts, um das, was eintreffen könnte, abzuwenden. Wer sich sorgt ist passiv.

Lieber gleich damit beginnen, sich konkret zu überlegen, wie man das, was man befürchtet, abwenden kann oder wie man, wenn es denn eintrifft, damit zurechtkommen würde. Wo und bei wem man sich Hilfe holen kann. Was man braucht oder können muss, um vorbereitet zu sein.

Aus der Passivität ins Aktive gehen – das Leben gestalten.

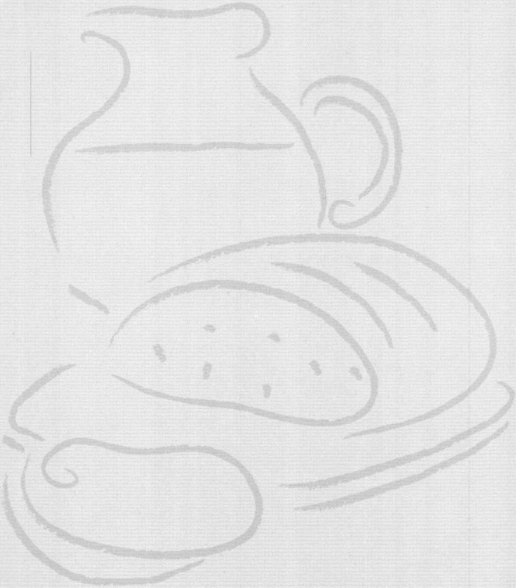

# Hilfe suchen

Sich einmal klarmachen, dass wir nicht alles allein schaffen müssen. So, wie wir auch einen Klempner rufen, wenn unsere Wasserleitung verstopft ist, so können wir den Rat und die Hilfe von anderen annehmen, wenn wir nicht weiterwissen oder uns alles zu viel wird.

Wir können uns Rat suchen und Trost, wir können auch tatkräftige Hilfe in Anspruch nehmen und einige Arbeiten von anderen erledigen lassen. Das kostet zwar Geld, schenkt uns aber Zeit und Kraft – und das ist oft ein ganz gutes Geschäft.

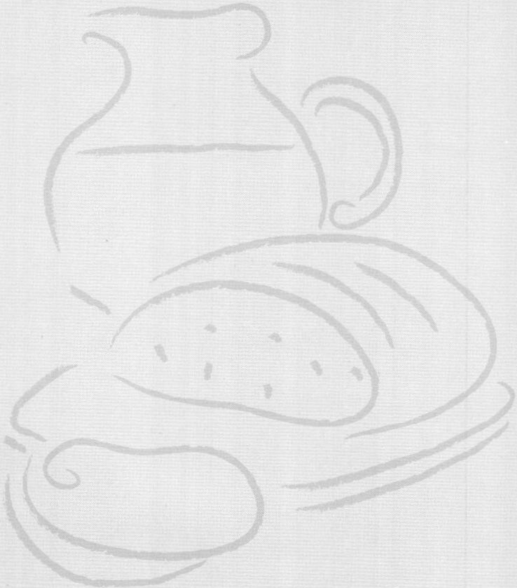

# Ausdruckstanz

Sich im Tanz ausdrücken und genau das ausleben, was gerade in einem ist.

Ein Musikstück wählen oder nehmen, was zufällig im Radio läuft. Die Augen schließen und den Körper sich bewegen lassen, möglichst ohne zu beeinflussen, ohne nachzudenken. Einfach die Töne in Bewegungen fließen lassen.

Darum geht es: Gefühle tanzen, Gedanken tanzen, die eigene Persönlichkeit tanzend darstellen.

Der ganze Körper darf mitmachen, nichts wird unterdrückt.

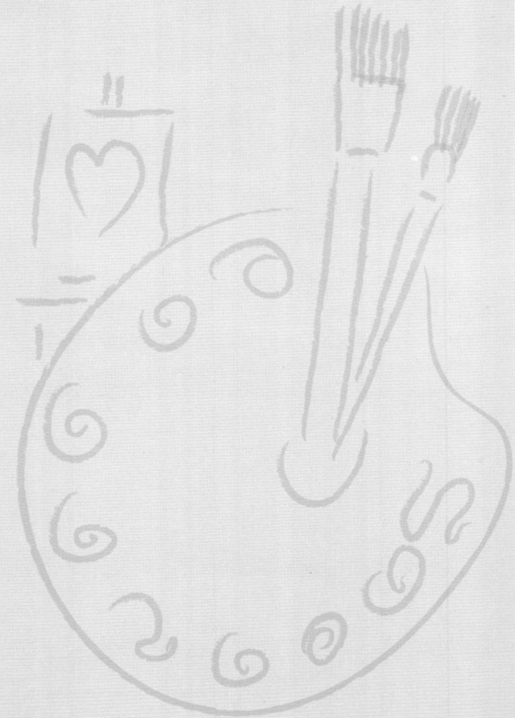

# JEDER IST EIN KÜNSTLER!

# Farben zum Fließen bringen

Einen Aquarellblock besorgen, bei dem die einzelnen Bögen fixiert sind. Das erste Blatt mit Wasser befeuchten und mit nur einer einzigen Farbe mit dem Pinsel Tupfen auf das Blatt setzen. Zuschauen, wie die Farbe sich ihren ganz eigenen Weg auf dem Papier sucht. Erleben, was passiert, wenn man weitere Punkte setzt.

Dann weitere Farben dazunehmen und experimentieren, welche sich besonders gut miteinander verstehen und welche eher nicht.

Sich hier ganz auf einen Farbrausch einlassen.

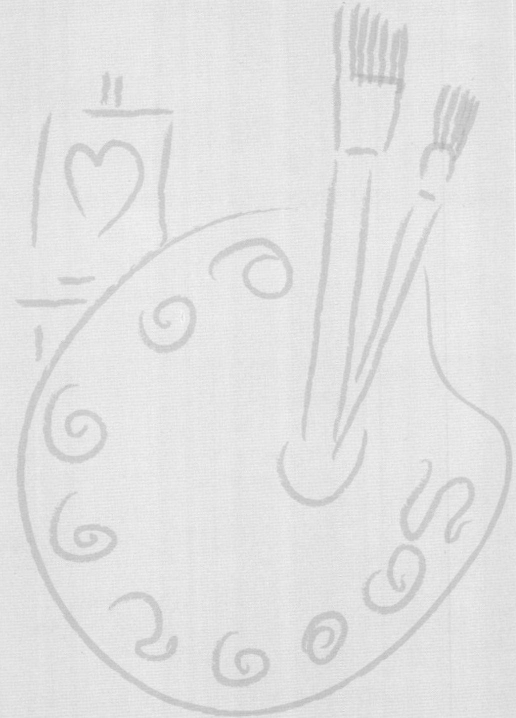

# JEDER IST EIN KÜNSTLER!

# Sich in Tönen ausdrücken

Auch wenn man kein Instrument spielen kann, so gibt uns die Musik wundervolle Möglichkeiten, uns auszudrücken.

Fernab von Noten, Rhythmen und Takt einfach mal Klänge und Töne ausprobieren. Ihnen nachfühlen, sich ganz auf sie einlassen. Das geht mit Instrumenten, aber auch allem, was Geräusche macht. Und natürlich mit der eigenen Stimme.

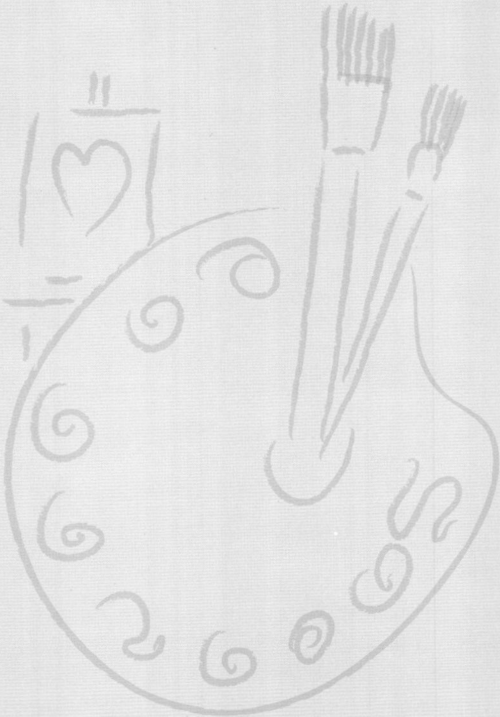

# JEDER IST EIN KÜNSTLER!

# Die richtigen Worte finden

Mal versuchen, das, was in einem ist, aufs Papier zu bringen, Gefühle, Gedanken, Ideen. Dabei keinen zu hohen Anspruch haben, sondern vor allem ins Schreiben kommen – also die Worte frei fließen lassen. Nicht darauf achten, keine Fehler zu machen oder gut zu formulieren, sondern einfach nur zu schreiben ohne Punkt und Komma.

Ganz eintauchen in die Welt der Worte, in ihnen schwimmen und baden und die Netze weit auswerfen, um einen reichen Fang zu machen. Die zappelnden Worte dann behutsam aufs Papier bringen und Freude dabei empfinden, sich auf diese Weise ausdrücken zu können.

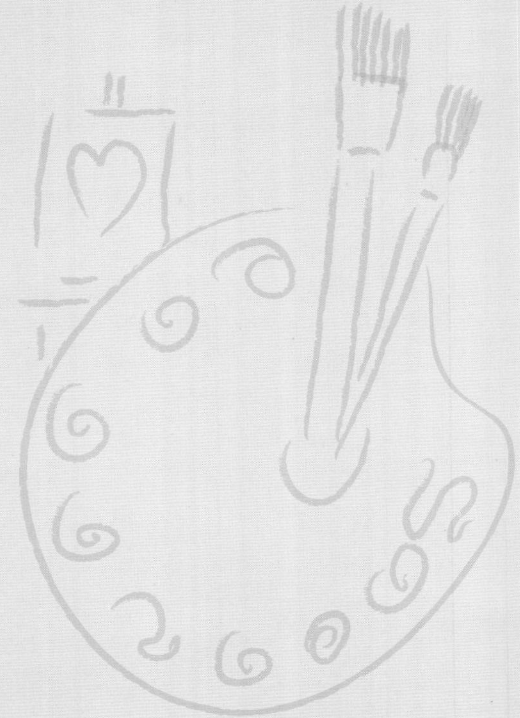

# JEDER IST EIN KÜNSTLER!

# Die grauen Zellen in Schwung bringen

Gezielt das Gehirn trainieren: Denksportaufgaben lösen, Kopfrechnen, Rätsel raten, Sudokus ausfüllen, Vokabeln lernen, rückwärts sprechen, ein Gedicht auswendig lernen, Zahlenreihen erinnern, Merktipps anwenden, Gedächtnistechniken erlernen. Immer wieder mal was anders machen, z.B. den Weg nach Hause variieren, öfter mal die andere Hand nutzen, Gewohnheiten ändern.Und vielleicht doch nochmal das Thema Mathematik angehen, was in der Schule so schrecklich war – könnte sein, dass es heute richtig Spaß macht, knifflige Rechenaufgaben zu lösen. Das Gehirn ständig fördern und herausfinden, wozu es alles fähig ist.

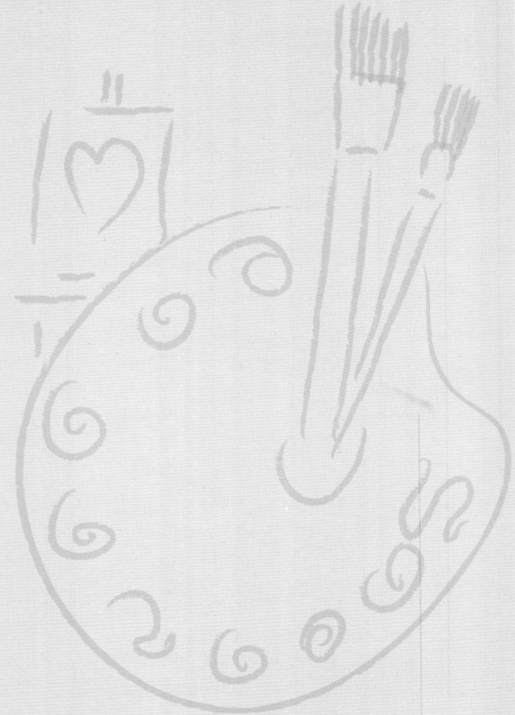

# JEDER IST EIN KÜNSTLER!

# Die eigene Geschichte erzählen

Jedes Leben ist ein Buch wert! Warum also nicht ein solches von seinem eigenen Leben erstellen?

Ein besonders schönes Blankobuch aussuchen und dort Fotos einkleben und aufschreiben, was man alles erlebt hat. Vielleicht auch Briefe und andere Erinnerungsstücke und Gedichte, die man mag, Songzeilen und alles, was zu einem gehört.

Sich viel Zeit lassen mit diesem Werk und es mit Liebe und Lust zusammenstellen.

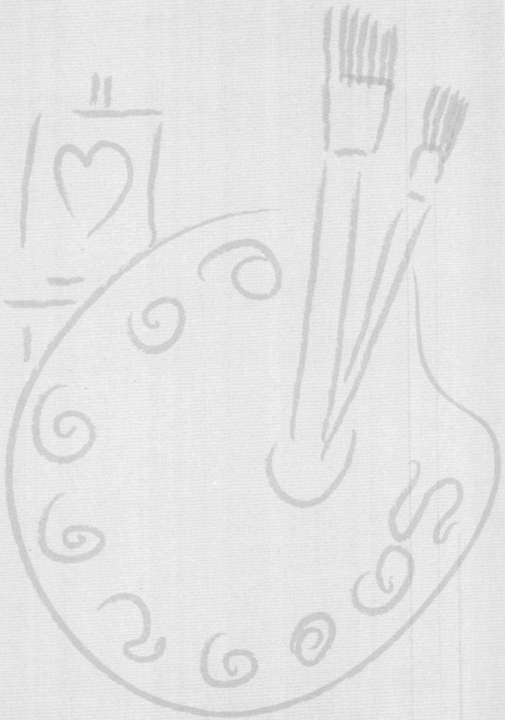

# JEDER IST EIN KÜNSTLER!

# Zum abstrakten Künstler werden

Sich Buntstifte oder Wachsmalkreiden besorgen und ein möglichst großes Stück Papier. Nun ein Motto suchen, wie z.B. „Frieden“ oder „Chance“ oder „Freude“. Nicht versuchen, etwas Konkretes zu malen und nicht zu viel über die Komposition nachdenken. Am besten den Kopf ganz ausschalten und einfach die Hände machen lassen, was immer sie wollen.

Also einfach die Stifte aufs Papier setzen, losmalen und sich davon überraschen lassen, was dabei herauskommt. Es ist nur für einen selbst, für niemanden sonst.

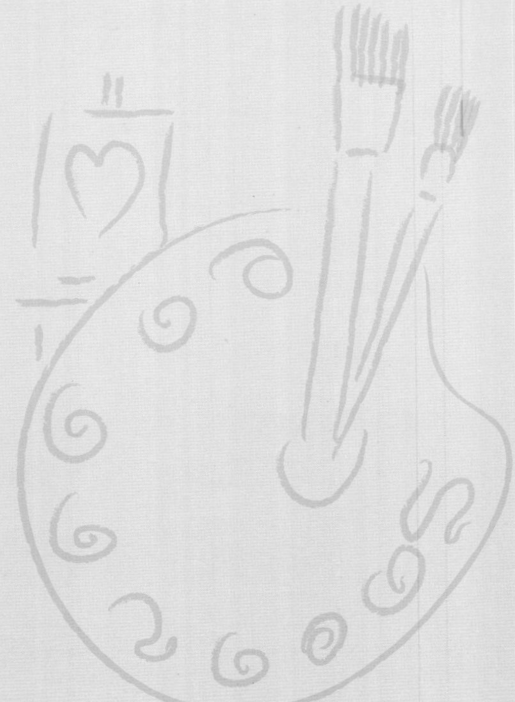

# JEDER IST EIN KÜNSTLER!

# Jonglieren lernen

Ein neues Hobby, etwas Sinnvolles fürs Gehirn und etwas, womit man auch anderen eine Freude machen kann – mit dem Jonglieren schlägt man gleich drei Fliegen mit einer Klappe.

Jonglieren zu lernen ist gar nicht so schwer, wie man vielleicht glaubt, und das Koordinieren der Bälle regt das Gehirn zum fröhlichen Arbeiten an. Zum Jonglieren nutzen kann man alles Mögliche: eingerollte Socken, Bälle, Walnüsse. Erst mit dem Werfen und Fangen von einem Objekt beginnen, dann das zweite dazu nehmen und es erst dann mit dreien probieren.

Gute Anleitungen gibt es auch im Buchhandel oder in entsprechenden Läden, wo es auch passende Bälle dazu gibt.

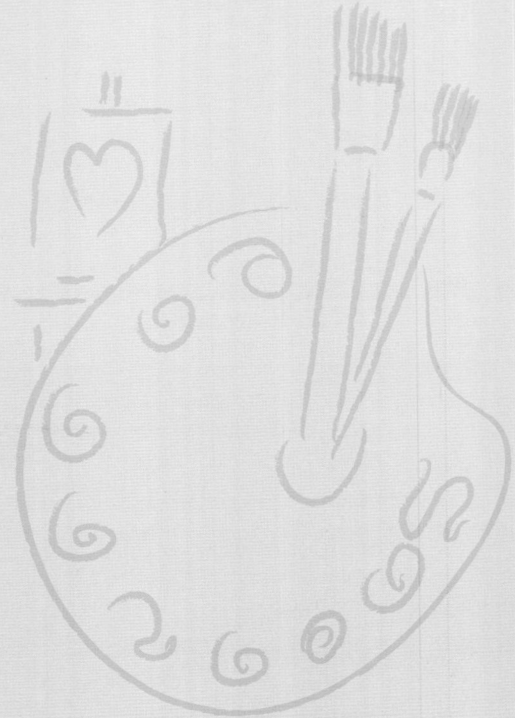

# JEDER IST EIN KÜNSTLER!

# Schönes mit den eigenen Händen erschaffen

Kaufen kann jeder, selbst machen schon nicht mehr. Dabei ist es höchst befriedigend, schöne Sachen selbst herzustellen.

Ob nun basteln oder stricken, töpfern oder glasblasen, ob filzen oder Papier schöpfen, Drechseln oder Häkeln, ob Nähen oder Bildhauern – einfach einmal verschiedene Techniken und Methoden kennen lernen und ausprobieren. Herausfinden, was einem am meisten Spaß macht und womit sich gute Ergebnisse erzielen lassen.

Und bei aller Selbstkritik nie vergessen: Hier ist der Weg das Ziel. Allein das kreative Tun schenkt Freude genug.

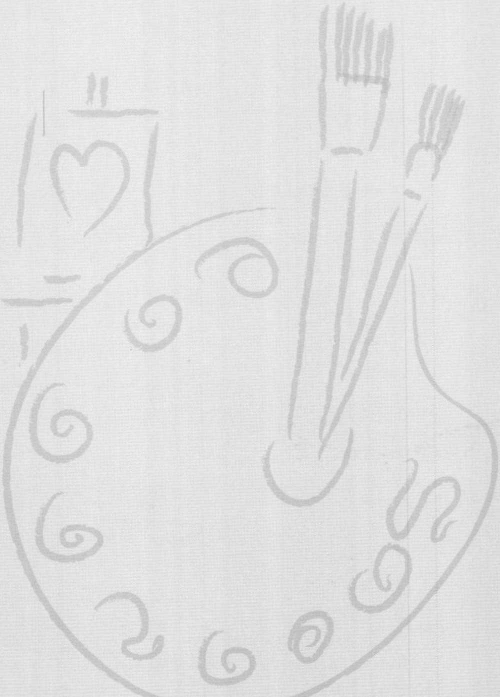

# JEDER IST EIN KÜNSTLER!

# Den Horizont erweitern

Sich immer wieder mit Dingen beschäftigen, die man noch nicht kennt.

Ständig dazu lernen. Sich Ausstellungen anschauen und Filme ansehen, zu Lesungen gehen, das Theater besuchen. Philosophische Gespräche anhören. Bücher zu allen möglichen Themen lesen. In Fachzeitschriften blättern. Das Lexikon auf den Nachttisch legen und zum Einschlafen mindestens einen Eintrag lesen. Bei offenen Fragen immer nach den Antworten suchen.

Nie aufhören, neugierig zu sein und bereit bleiben, etwas dazu zu lernen.

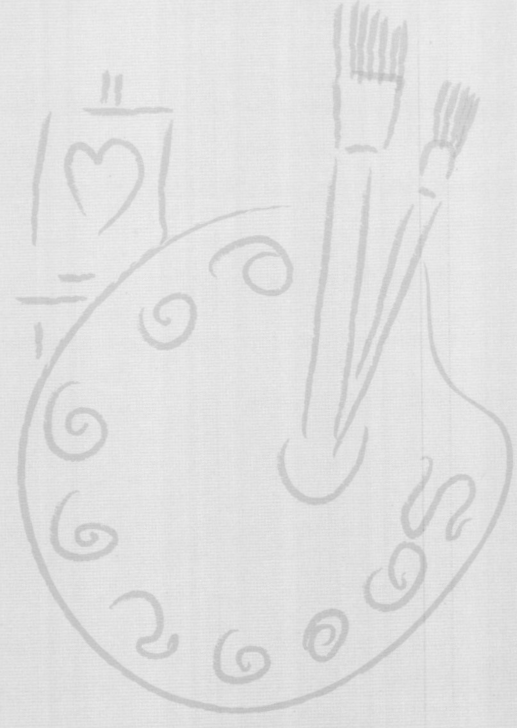

# JEDER IST EIN KÜNSTLER!

# Ein Treffen mit sich selbst

Mal etwas anderes: ein Treffen mit sich selbst ausmachen.

Dazu einen Termin suchen, an dem man wirklich Zeit hat und den rot in den Kalender eintragen. Sich dann etwas Besonderes überlegen – vielleicht ein 4-Gänge-Menü in einem guten Restaurant oder ein Theaterbesuch, Karten für eine Ausstellung oder ein Musical. Sich genau das gönnen, worauf man Lust hat und was man sonst eher nicht macht. Und das dann genießen nur mit sich selbst.

# ICH MIT MIR UND ICH UND ANDERE

# Rückzug

Mal nicht warten, bis man erst krank ist, sondern sich einen Ruhetag zwischendurch gönnen.

Einen, an dem man den ganzen Tag im Bett bleiben und sich nur um sich selbst kümmern kann. Sich mit guten Büchern, was Leckerem zu essen und guter Musik in die Kissen kuscheln und einfach mal nicht erreichbar sein.

Eine Auszeit zum Kräfte sammeln.

# ICH MIT MIR UND ICH UND ANDERE

# Sich selbst besser kennen lernen

Sich einmal mit den Augen einer anderen Person sehen: Würde man sich selbst nett finden? Würde man sich selbst mögen? Was würde einem an sich gefallen? Wofür würde man sich bewundern?

Verstehen versuchen, warum man ist, wie man ist, warum man sich verhält, wie man es tut.

Nicht immer gegen sich sein, sondern offen für sich, offen dafür, sich selbst kennen zu lernen und das immer wieder neu.

# ICH MIT MIR UND ICH UND ANDERE

# Sich selbst feiern

Und warum nicht einfach mal stolz sein auf das, was man erreicht hat und genau das gebührend feiern? Mit einem Blick zurück einmal alles auflisten, was man gut gemacht hat, was man geschafft und bewältigt hat. Das Gefühl genießen, erfolgreich gewesen zu sein. Selbstbewusstsein und Mut für neue Projekte daraus ziehen.

Und dann auf sich selbst anstoßen.

# ICH MIT MIR UND ICH UND ANDERE

# Begegnungen zulassen

Im Alltagsstress ist selten Zeit, um neue Bekanntschaften zu machen. Jemanden neu kennen zu lernen. Ihm oder ihr in aller Ruhe zuzuhören und wahrzunehmen, was das für eine Person ist.

Es kann aber sehr kostbar sein, sich einmal ganz bewusst auf die Begegnung im Park einzulassen oder einige Worte mit jemandem zu reden, mit dem man an der Bushaltestelle wartet. Die Welt ist voller Menschen, doch manchmal ist der Weg zu dem, der neben einem steht, unendlich weit.

# ICH MIT MIR UND ICH UND ANDERE

# Vorlese-Stunde

Nicht nur für Kinder eine wunderschöne Möglichkeit, Geborgenheit und Nähe zu erleben: sich etwas vorlesen lassen. Entweder mit dem Lebenspartner oder einer guten Freundin einen gemeinsamen Abend reservieren. Sich gemütlich unter eine Decke kuscheln, etwas Leckeres bereitstellen und natürlich einige gute Bücher bereithalten: Gedichte, Geschichten, Reiseberichte oder eine Erzählung.

Und dann einander vorlesen.

Eine Alternative, die beide genießen können: sich gemeinsam ein Hörbuch anhören.

# ICH MIT MIR UND ICH UND ANDERE

# Geschichte erfahren

Zu den Eltern oder Großeltern oder zu Bekannten gehen, die älter sind als man selbst und sich von ihnen Geschichten von früher erzählen lassen. Was sie erlebt haben, was sie erfahren haben, wo sie gewesen sind.

Erkennen, wie spannend Lebensgeschichten sind, überlegen, was wir aus ihnen lernen können, und sich immer wieder neu davon verzaubern lassen, wie lebendig erzählte Vergangenheit sein kann.

# ICH MIT MIR UND ICH UND ANDERE

# Freude bereiten

Sich eine Überraschung für einen lieben Menschen ausdenken.

Ein Päckchen verschicken, ohne zu verraten, von wem es ist. Der Kollegin einen Strauß Blumen auf ihren Tisch stellen. Der Nachbarin einen Kuchen backen. Dem Bruder anbieten, auf seinen Hund aufzupassen. Das Wechselgeld im Fahrscheinautomaten lassen – für den, der danach kommt.

Es gibt so viele Möglichkeiten, Freude zu haben, indem man anderen Menschen Freude bereitet.

# ICH MIT MIR UND ICH UND ANDERE

# Komplimente machen

Warum nicht öfter mal anderen sagen, was man an ihnen mag oder wofür man sie bewundert. Nicht um zu schmeicheln, sondern ganz ehrlich gemeint.

Das verändert nicht nur den eigenen Fokus und legt den Blick auf das Positive, sondern es macht auch dem anderen Freude. Vor allem dann, wenn wir nicht zulassen, dass unser Kompliment gleich vom Tisch gefegt wird. „Ich meine das wirklich so“ versichert dem anderen unsere Ernsthaftigkeit.

# ICH MIT MIR UND ICH UND ANDERE

# Einander zuhören

Einmal in der Woche mit dem Partner für eine halbe Stunde nichts tun als zuzuhören. Erst darf der eine 15 Minuten reden, dann der andere. Während einer spricht, hört der andere nur zu. Nicht antworten, nicht nachfragen, nur ganz bewusst wahrnehmen, was der andere sagt.

Auf diese Weise kann man sich manchmal ganz neu kennen lernen und erfährt Dinge voneinander, die im Alltag sonst untergehen.

# ICH MIT MIR UND ICH UND ANDERE

# Vertrauen lernen

Vor Enttäuschungen ist niemand gefeit, aber daraus zu schließen, niemandem vertrauen zu können, schneidet uns ab vom Miteinander.

Mut haben, sich auf andere Menschen einzulassen. Etwas von sich preisgeben ohne Furcht, es könnte ausgenutzt werden. Offen sein, wo immer es uns möglich ist, denn nur, wenn wir andere an uns heranlassen, können sie uns berühren. Und nur wenn wir uns anderen öffnen, können auch wir ihnen wirklich etwas geben.

# ICH MIT MIR
## UND ICH UND ANDERE

# Ein Fest für die, die wir lieben

Ein Fest feiern, einfach nur so. All die Menschen einladen, die einem wichtig sind und ihnen genau das sagen. Für jeden von ihnen ein kleines Geschenk bereithalten, ganz persönlich ausgewählt. Und jedem von ihnen etwas zum Essen zubereiten, was diese Person besonders gern mag.

Die Zeit mit jedem von ihnen genießen und bewusst wahrnehmen, wie viel jeder von ihnen einem bedeutet.

# ICH MIT MIR UND ICH UND ANDERE

# Zeit ist Lebenszeit

Zeit ist kostbar, denn unser Leben ist aus Zeit gemacht. Niemand bekommt Extra-Zeit geschenkt, wir alle haben jeden Tag aufs Neue 24 Stunden, aus denen wir etwas machen können.

Einmal überlegen, wie wir unsere Zeit nutzen: Sind wir zufrieden, satt und glücklich? Oder nutzen wir sie so, dass wir ständig das Gefühl haben, etwas würde uns fehlen?

Es liegt an uns, etwas aus unserer Zeit zu machen.

# HEUTE ACHTSAM SEIN

# Ja sagen

Wie viel Kraft geht verloren wenn wir ständig mit allem hadern. Wenn wir unzufrieden sind mit uns, mit anderen, mit den Umständen, mit dem Leben.

Wie viel Kraft können wir aber gewinnen, wenn wir lernen, ein inneres Ja zu entwickeln. Ein Ja zu uns selbst, zu anderen, zu den Umständen, zum Leben.

Annehmen, was immer auch kommt und das Beste daraus machen.

HEUTE
ACHTSAM SEIN

# Sinn finden und leben

Sinn schenkt unserem Leben Tiefe. Etwas für sich Sinnvolles zu finden, bereichert das Leben.

Sinn macht vielleicht ein Engagement, ein Hobby, eine Leidenschaft. Sinn kann eine Aufgabe machen, eine Verantwortung, ein Ziel.

Wenn wir Sinn finden und Sinn leben, entsteht Energie in uns. Für etwas, was uns Sinn gibt, müssen wir uns nicht motivieren, wir tun es aus einem tiefen Bedürfnis heraus. Es lohnt, danach zu suchen.

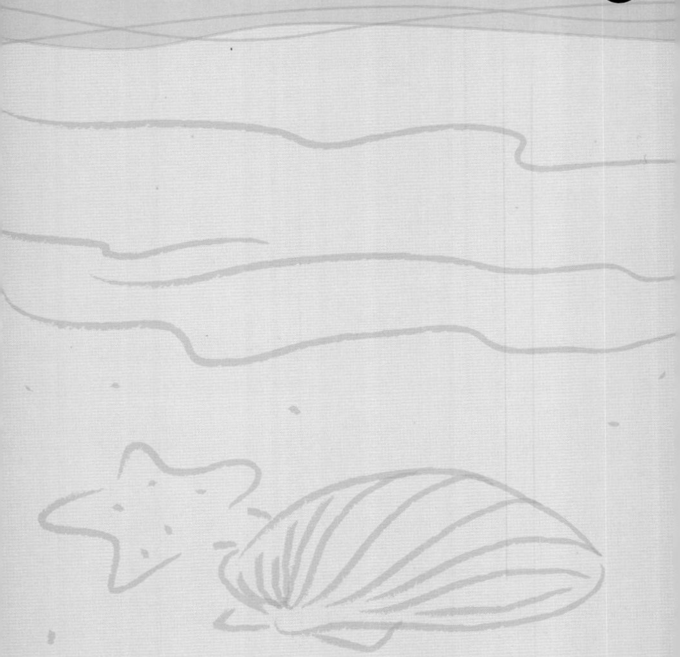

# HEUTE ACHTSAM SEIN

# Genießen, was ist

Vielleicht eine der schönsten Übungen, die wir machen können: bewusst dankbar zu sein.

Sich einmal klarzumachen, was man alles hat, was alles gut läuft, was alles schön ist. Eine Liste oder sogar ein Tagebuch über all das führen, wofür man dankbar ist im Leben.

Das macht nicht nur glücklich, sondern man fühlt sich auch unendlich reich.

# HEUTE ACHTSAM SEIN

# Auch mal traurig sein

Auch Gefühle wie Trauer, Wehmut oder Sehnsucht haben ihren Platz im Leben und es tut gut, ihnen hin und wieder Raum zu geben.

Warum also nicht mal ganz gezielt einen traurigen Film schauen oder ein rührendes Buch lesen und dann den Tränen freien Lauf lassen. Sich ihrer nicht schämen, sondern sie annehmen und sich darüber freuen, dass man zu solchen Gefühlen fähig ist.

Das Glück fühlt sich danach umso intensiver an.

# HEUTE ACHTSAM SEIN

# Markt der Sinne

Auf einen Wochenmarkt gehen, nicht weil man seine Einkäufe erledigen muss, sondern einmal nur, um sich zu verwöhnen.

Und das mit allen Sinnen:

- Genau hinschauen – Farben, Formen, Muster.
- Genau hinhören – Stimmen, Geräusche, Gespräche.
- Genau hinriechen – Obstdüfte, Blumen, Kräuter, Gewürze.
- Genau hinschmecken – mal hier und mal dort eine Köstlichkeit zu sich nehmen.
- Genau hinfühlen – die Oberfläche eines Kürbisses, die Wolle der Schafssocken, das Wetter an diesem Tag.

# HEUTE ACHTSAM SEIN

# Einen Sonnenuntergang anschauen

Im Urlaub tun es die meisten, zu Hause achtet kaum jemand auf die untergehende Sonne. Dabei ist sie hier genauso schön!

Sich hin und wieder die Zeit nehmen und zu einem Platz fahren, von dem man aus die Sonne sinken sehen kann. Versuchen, sich mit derselben Muße wie auch in den Ferien auf den Sonnenuntergang einzulassen und die Farben und die Stimmung ganz in sich einzusaugen. Wissend, dass sie morgen wieder für uns aufgehen wird.

# HEUTE ACHTSAM SEIN

# Ein Arm voller Blumen

Viel schöner, als Blumen in einem Laden zu kaufen, ist, sie von einem Feld zu pflücken. In vielen Gegenden gibt es diese Möglichkeit. Dort kann man für relativ wenig Geld in Blumen schwelgen.

Sich Zeit nehmen, die Blumen gebührend zu bewundern und sich dann nach Herzenslust selbst zu bedienen. Diesen Schatz dann mit nach Hause nehmen und an einen Platz stellen, wo man ihn oft sieht.

# HEUTE ACHTSAM SEIN

# Blind genießen

Sich einen bunten Teller voller Köstlichkeiten zubereiten, wie z.B. verschiedene Beeren oder kleine Häppchen mit leckerem Käse oder auch ausgewählte Pralinen. Es sich damit bequem machen und dann die Augen schließen. Blind auswählen und nur schmecken, sonst nichts.

Kann man auch prima mit einem Partner oder einer Freundin machen: Dem anderen die Augen verbinden und dann mit Leckereien füttern.

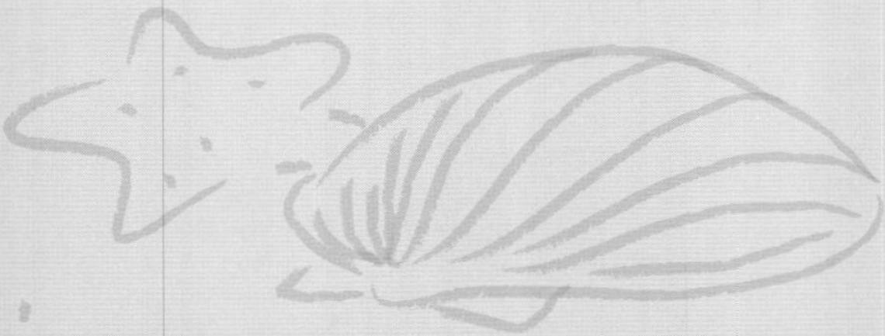

# HEUTE ACHTSAM SEIN

# Sich einen Herzenswunsch erfüllen

Endlich das tun, was man immer schon tun wollte:

- Ballet lernen
- Spanischkurs
- Ein Haustier anschaffen
- Einen Berg besteigen
- Ein Buch schreiben
- Noch eine Ausbildung machen
- Was auch immer … es ist nie zu spät!

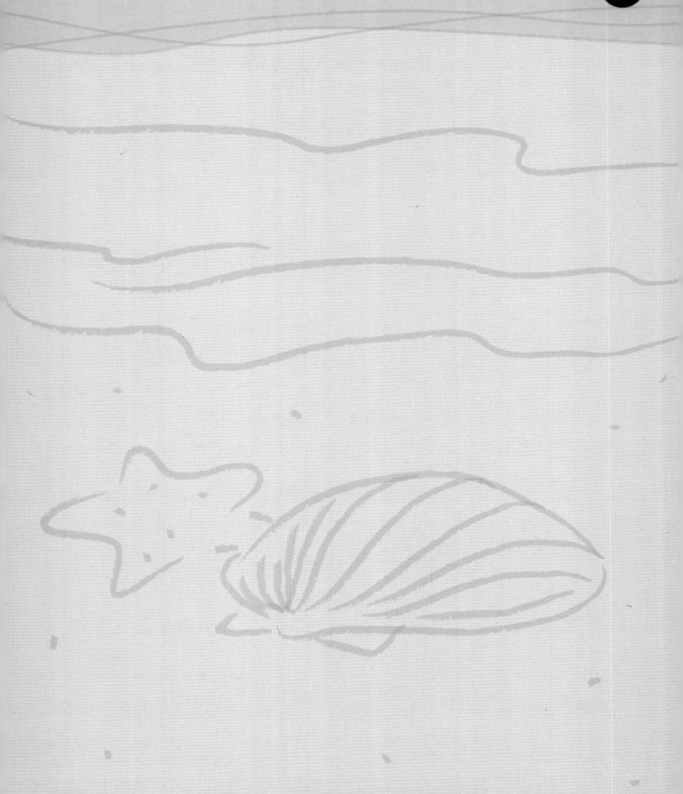

# HEUTE ACHTSAM SEIN

# Hin und wieder träumen

Von der Zukunft.

Von erreichten Zielen.

Von großartigen Plänen.

Von zu nutzenden Chancen.

Von all dem, was möglich ist.

Türen und Tore weit für das Schicksal öffnen und abwarten, was passiert.

# HEUTE
# ACHTSAM SEIN

# Pläne schmieden

Sich einmal überlegen, was man sich ganz konkret und praktisch vornehmen möchte für das nächste Jahr, für die nächsten fünf Jahre, für die nächsten zwanzig.

Eine Liste schreiben:

- Dinge, die ich noch erleben möchte: …
- Sachen, die ich noch tun möchte: …
- Länder, die ich noch sehen möchte: …
- Erfolge, die ich noch erreichen möchte: …
- Fähigkeiten, die ich noch erlernen möchte: …
- Usw.

Eine Vorstellung von der Zukunft ist wie ein Wegweiser und schenkt Orientierung.

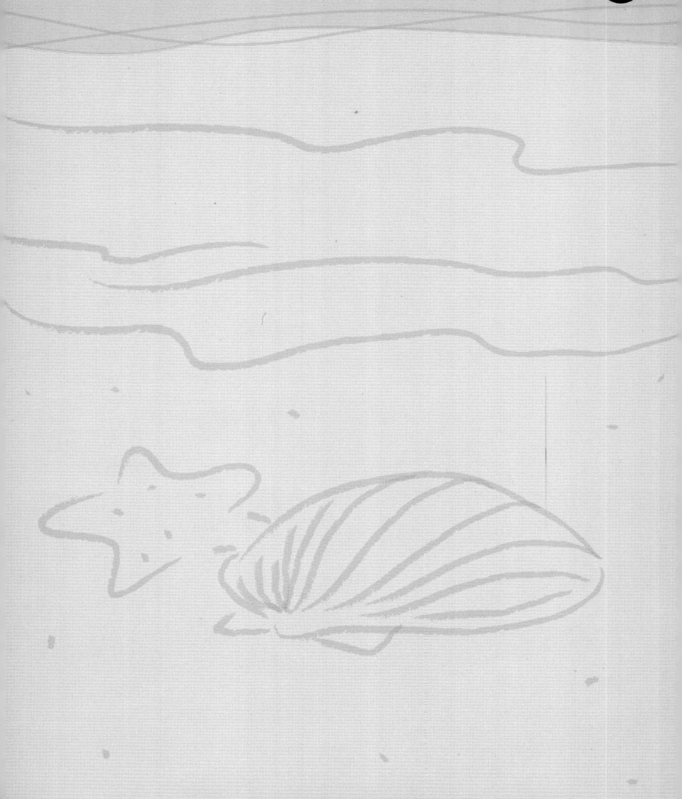

HEUTE ACHTSAM SEIN

# Machen Sie es sich leicht.

99 Wohlfühltipps für die kleine Pause zwischendurch zaubern mehr Leichtigkeit in Ihr Leben und sorgen für die innere Balance zwischen Lust und Last. Mit vielen Ideen zu den folgenden Themen:

- Relax
- Body & Soul
- Urlaub für die Seele
- Gute Laune im Handumdrehen
- Das bringt Power
- Simplify your life
- Jeder ist ein Künstler
- Ich mit mir und ich und andere
- Heute achtsam sein

Mit dem handlichen Kartenfächer praktisch auch für unterwegs. Einfach loslegen und sich gut fühlen!


www.herder.de
Gesamtgestaltung und Satz: Dietmar Reichert
Printed in China
ISBN 978-3-451-30190-2

ISBN 978-3-451-30190-2
9 783451 301902
www.herder.de